硒元素技术标准与医药领域专利分析

魏 凤 周 洪 黄开耀 石德太 等编著

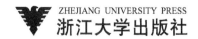

ZHEJIANG UNIVERSITY PRESS
浙江大学出版社

图书在版编目（CIP）数据

硒元素技术标准与医药领域专利分析 / 魏凤等编著
. — 杭州 ：浙江大学出版社，2021.9（2025.3重印）
ISBN 978-7-308-21720-0

Ⅰ．①硒… Ⅱ．①魏… Ⅲ．①硒—药品—专利制度—
研究 Ⅳ．①R9-18

中国版本图书馆CIP数据核字(2021)第181305号

硒元素技术标准与医药领域专利分析

魏　凤　周　洪　黄开耀　石德太　等编著

策　　划	许佳颖	
责任编辑	金佩雯	
责任校对	郝　娇	
封面设计	续设计	
出版发行	浙江大学出版社	
	（杭州市天目山路148号　邮政编码310007）	
	（网址:http：//www.zjupress.com）	
排　　版	杭州晨特广告有限公司	
印　　刷	广东虎彩云印刷有限公司绍兴分公司	
开　　本	710mm×1000mm　1/16	
印　　张	11.25	
字　　数	185千	
版 印 次	2021年9月第1版　2025年3月第3次印刷	
书　　号	ISBN 978-7-308-21720-0	
定　　价	68.00元	

《硒元素技术标准与医药领域专利分析》
编写组

组　　长：魏　凤

副 组 长：周　洪　黄开耀　石德太

主要成员：邓阿妹　郑启斌　高国庆
　　　　　段力萌　丰米宁　孙玉琦
　　　　　周超峰

前　言

　　硒是人体必不可少的微量元素之一。1817年,瑞典化学家贝采利乌斯(Berzelius)在实验室率先发现硒元素,从此开始研究无机硒对生物的影响。1957年,施瓦茨(Schwartz)和福尔茨(Folz)研究证明硒对生物体具有保护作用。1973年,世界卫生组织和国际营养组织宣布,硒是人和动物生命中必需的微量元素,人体缺硒会导致许多疾病发生。目前,硒作为一种多功能的生命营养素,常用于治疗克山病、大骨节病、心血管病、糖尿病、肝病、前列腺病、心脏病、癌症等40多种疾病,并广泛运用于手术、放疗、化疗等。2015年,美国将硒纳入婴儿配方奶粉必需营养素。

　　中共中央、国务院发布的《"健康中国2030"规划纲要》提出,要把健康摆在优先发展的战略地位。这标志着我国已经将健康中国上升到了国家发展战略高度。随着人们对食品营养、身体健康的要求日益提高,硒作为人体必需微量元素之一,在功能食品和健康领域备受关注。硒产业作为一种新兴产业,基础工作比较薄弱,其持续发展必须从基础做起。一是资源普查,要实现硒在土壤、水等资源中的分布普查,把资源"家底"搞清楚;二是平台建设,构建研发平台、咨询平台、应用平台、检测平台、交易平台、园区平台、宣传平台、金融平台、合作平台等;三是立法工作,建立有法可依的市场环境,为硒产业发展保驾护航。

我国硒资源丰富,湖北省恩施土家族苗族自治州是迄今为止世界唯一探明独立硒矿床所在地,境内硒矿蕴藏量达50多亿吨,居世界第一。恩施因此被誉为"全球最大的天然富硒生物圈",也是全球唯一获得"世界硒都"称号的地区。此外,我国24个地区已经发现有天然富硒土壤(土壤中硒含量超过0.4mg/kg),富硒耕地面积达到5224万亩(约350万公顷)。利用富硒资源与地质环境发展富硒农林牧渔业,已成为富硒地区将资源优势转化为经济优势的重要发展战略。

在我国富硒的24个地区中,不少区域近年来富硒产业获得显著发展。富硒魔芋、富硒茶、富硒果蔬等富硒产品在中亚、南亚、东南亚、中东及欧洲市场都有一定的市场空间。因此,应充分利用资源和地理优势,加强富硒区域间合作,优化富硒产业的国内布局,延伸富硒产业链条和富硒产品的价值链条,提升我国富硒产业发展水平和富硒产品的影响力,推动富硒产业和富硒产品"走出去",促使富硒产业成为精准对接"一带一路"建设的重要抓手。

目前,我国硒农产品种植、养殖等低端农产品所占份额较大,迫切需要向高端硒产业转型升级发展,开发具有高技术价值的硒产品。硒元素是硒产业发展的基础。因此,一方面,要加强基础科学研究,把与硒相关的学术问题说清楚,加强功能研究、实证考察以及实验数据整理,为产业做好基础理论支撑;另一方面,要加强应用技术研究,加强新产品研发、新技术攻关,汇集创新能力,全面通过硒科技创新来提升硒产业的竞争力。

目 录

第5章
神经系统疾病含硒技术专利分析

第6章
抗肿瘤含硒技术专利分析

第7章

消化系统疾病含硒技术专利分析 104

——

第8章

心血管疾病含硒技术专利分析 117

——

第9章

抗感染含硒技术专利分析　129

——

第10章

免疫性疾病含硒技术专利分析　142

——

第1章 硒相关的技术标准

硒(Se)是一种化学元素,在化学元素周期表中位于第四周期Ⅵ A族,是一种非金属微量元素。硒是一种应用范围很广泛的元素,几乎各行各业都有涉及。通过收集和分析与硒元素相关的技术标准,可以了解不同行业对硒的关注及硒的应用情况[①]。

1.1 总体发展趋势

中国、俄罗斯、英国等对硒应用较为广泛。中国自1986年起制定硒相关国家标准,国家标准数量自2005年开始迅猛发展,从2005年的累计不到10项,到2018年52项,年均制定数量超过3项。中国硒相关国家标准的发展态势如图1.1所示,整体呈现上升趋势。

中国从1986年起制定硒相关行业标准,行业标准数量自2004年开始迅猛发展,从2004年的累计不到20项,到2018年累计130项,年均制定数量超过7项,是同一时间段硒相关国家标准制定数量的2倍。中国硒相关行业标准的发展态势如图1.2所示,呈现趋势与图1.1相似,但是行业标准增长速度比国家标准更快。

---

① 本书数据采集均截至2019年6月。

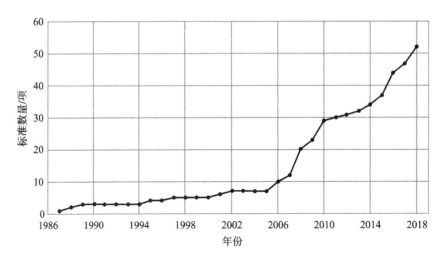

图 1.1　中国硒相关国家标准的发展态势

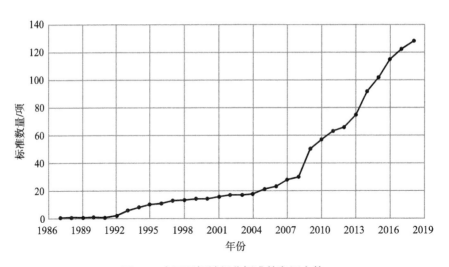

图 1.2　中国硒相关行业标准的发展态势

　　俄罗斯硒相关行业标准的发展态势如图 1.3 所示,呈现台阶式发展趋势。1970—1978 年为俄罗斯硒相关行业标准制定的起步阶段;1982—2010年行业标准制定几乎处于停滞状态;2010 年至今为快速发展阶段。

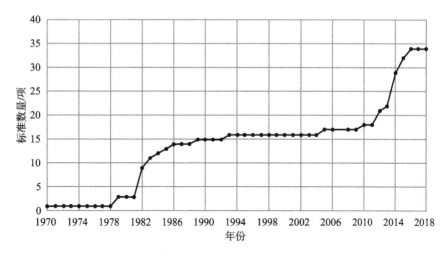

图1.3 俄罗斯硒相关行业标准的发展态势

德国硒相关行业标准的发展态势如图1.4所示,呈现快速发展趋势。德国从1992年起制定硒相关行业标准,行业标准数量在2004—2013年增长较快,2013年以后则几乎处于停滞状态。

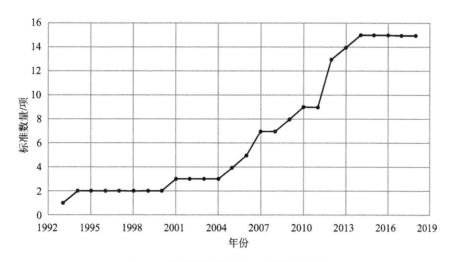

图1.4 德国硒相关行业标准的发展态势

英国硒相关行业标准的发展态势如图1.5所示。

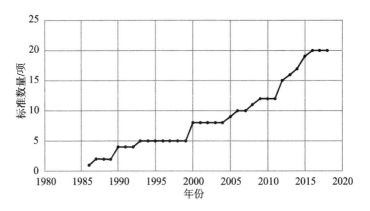

图 1.5　英国硒相关行业标准的发展态势

1.2　区域分布

国际标准化组织(ISO)、中国、俄罗斯、英国、欧盟、德国、法国、美国等硒相关标准数量如图 1.6 所示。中国、俄罗斯和英国的标准数量位列全球前三位,分别为 206 项、34 项和 20 项。硒相关标准数量达到 10 项以上的还有德国和 ISO。

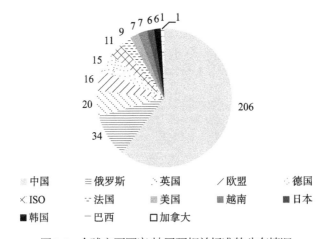

图 1.6　全球主要国家/地区硒相关标准的分布情况

主要国家/地区不同层级硒相关标准的分布情况如图1.7所示,包括中国国家标准、中国行业标准、中国地方标准、美国国家标准、美国行业标准、俄罗斯国家标准、英国国家标准等,其中中国硒相关标准分级较多。

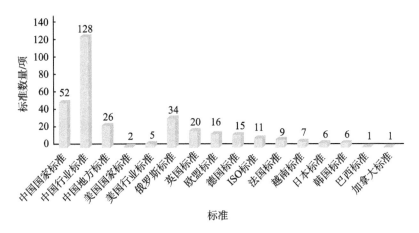

图1.7 主要国家/地区硒相关标准的分布情况

1.3 行业分布

全球硒相关标准(253项)的行业分布情况如图1.8所示。制定硒相关标准最多的行业依次为有色金属及合金(43项)、水的监测(15项)、铜和铜合金(12项)、饲料(12项)、食品试验和分析(11项)、玩具(8项)、金属材料(8项)、镍铬及其合金(6项)、化学试剂(5项)等。

中国硒相关标准(128项)的行业分布情况如图1.9所示,主要分布在有色金属、商检、农业、环境、医药、化工、地质、烟草、核工业、卫生等10个行业,其中有色金属行业的硒相关标准达52项,商检行业达25项,农业和环境行业分别达到8项。

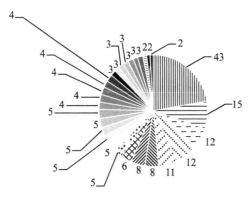

▦ 有色金属及合金	▱ 水的监测	▢ 铜和铜合金
▨ 饲料	▨ 食品试验和分析	▨ 玩具
▨ 金属材料	▨ 镍铬及其合金	▢ 化学试剂
▢ 土壤的化学特性	▢ 煤	▢ 谷物、豆类及其制品
▥ 铝和铝合金	▦ 颜料和填充剂	▢ 印刷、复制设备
▦ 有色金属综合	▰ 烟草、烟草制品和烟草工业设备	▰ 金属矿
▰ 非金属矿	▰ 固体燃料	▢ 射线照相设备
▥ 废物综合	▦ 物理化学分析方法	▰ 盐
▩ 茶	▢ 黑色金属	▢ 光电子学、激光设备
▰ 化学分析	▰ 固定源排放限值	

图1.8　全球硒相关标准的行业分布情况(单位:项)

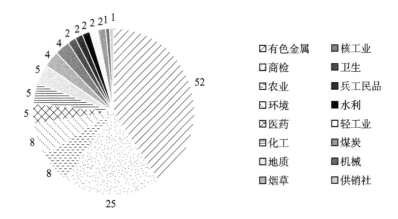

▨ 有色金属	▰ 核工业
▢ 商检	▨ 卫生
▢ 农业	▰ 兵工民品
▢ 环境	▰ 水利
▨ 医药	▢ 轻工业
▤ 化工	▨ 煤炭
▢ 地质	▰ 机械
▨ 烟草	▨ 供销社

图1.9　中国硒相关行业标准的行业分布情况(单位:项)

1.4　活跃度分析

　　活跃度表示标准化工作是处于停滞状态还是发展状态。中国在国家标准和行业标准方面的硒标准化工作的活跃度分析分别如图1.10和图1.11所示。俄罗斯、德国、英国在行业标准方面的硒标准化工作的活跃度分析分别如图1.12~1.14所示。可见中国硒标准化工作在2008年以后非常活跃,而俄罗斯、德国和英国硒标准化工作均为间断性活跃。

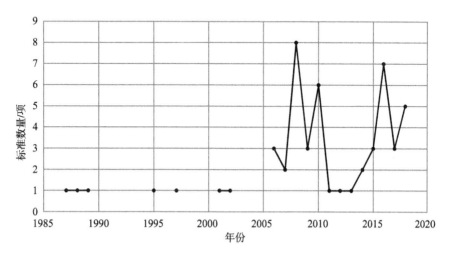

图1.10 中国硒标准化工作的活跃度分析(国家标准)

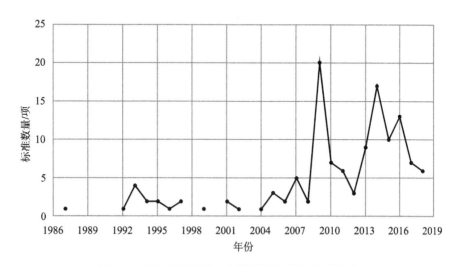

图1.11 中国硒标准化工作的活跃度分析(行业标准)

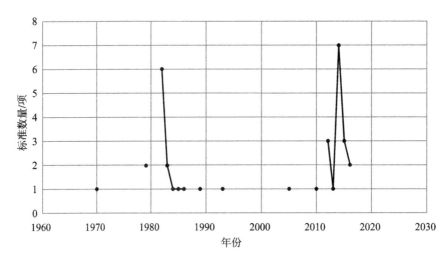

图1.12　俄罗斯硒标准化工作的活跃度分析(行业标准)

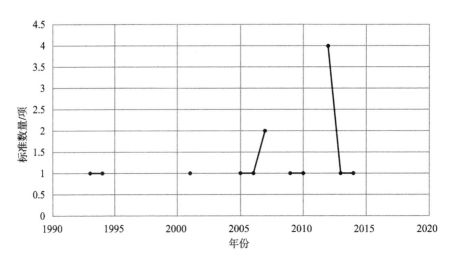

图1.13　德国硒标准化工作的活跃度分析(行业标准)

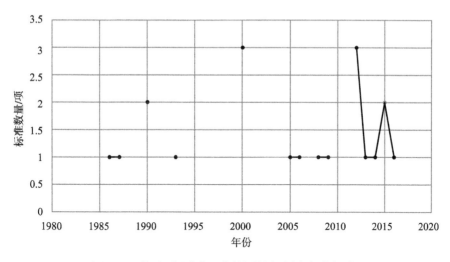

图1.14 英国硒标准化工作的活跃度分析(行业标准)

1.5 区域分析

1.5.1 国际标准化组织

硒相关ISO标准共11项(表1.1)。ISO自1984年开始制定硒相关标准,这些标准均为方法标准,涉及水质(4项)、矿产(1项)、颜料(1项)、土壤(1项)、玩具(1项)、烟气(1项)、奶粉和营养品(1项)、燃料(1项)中硒含量的测定。

表1.1 硒相关ISO标准

序号	分类	标准号	标准名称	说明
1	方法	ISO 5663:1984	水质.凯氏氮测定法.加硒矿化作用法	水质
2	方法	ISO 7523:1985	镍.银、砷、铋、镉、铅、锑、硒、锡和铊含量的测定.电热原子吸收光谱测定法	矿产
3	方法	ISO 4620:1986	镉颜料规范和试验方法	颜料
4	方法	ISO 11885:2007	水质.感应耦合等离子体光学发射光谱法(ICP-OES)测定选取的元素	水质
5	方法	ISO 20280:2007	土壤.用电热或氢化法原子吸收光谱法测定王水土壤萃取物中的砷、锑和硒	土壤

续表

序号	分类	标准号	标准名称	说明
6	方法	ISO 8124-3:2010	玩具安全. 第3部分:特点元素的迁移	玩具
7	方法	ISO/TS 17379-1:2013	水质. 硒的测定. 第1部分:利用氢化物发生原子荧光光谱法(HG-AFS)的测定方法	水质
8	方法	ISO/TS 17379-2:2013	水质. 硒的测定. 第2部分:利用氢化物发生原子吸收光谱法(HG-AAS)的测定方法	水质
9	方法	ISO 17211:2015	固定源排放. 烟气中硒化合物的取样和测定	烟气
10	方法	ISO 20649:2015	婴幼儿配方奶粉和成人营养品. 铬、硒、钼的测定. 感应耦合等离子体质谱法(ICP-MS)	奶粉和营养品
11	方法	ISO 11723:2016	固体矿物燃料.砷和硒的测定.艾氏卡混合物和氢化物发生法	燃料

1.5.2 中 国

(1)国家标准

截至2019年6月,中国制定现行有效的硒相关国家标准共52项(图1.1),包括产品标准和方法标准。硒相关产品的国家标准有11项(表1.2),包括推荐性标准5项和强制性标准6项,推荐性标准主要涉及电子工业和食品两大行业(如影像材料、减反射膜、硒化氢、富硒稻谷、原子荧光光谱仪等),强制性标准主要涉及食品安全中的食品营养强化剂。硒相关方法的国家标准有41项(表1.3),包括强制性国家标准4项和推荐性国家标准37项,涉及钢铁、铜金属、锰金属、金属银、水质、土壤、饲料、试剂、涂料、玩具、矿物等领域。

表1.2 中国硒相关产品的国家标准

序号	标准号	标准名称	说明
1	GB/T 21191—2007	原子荧光光谱仪	产品
2	GB/T 22499—2008	富硒稻谷	产品
3	GB/T 26249—2010	电子工业用气体 硒化氢	产品
4	GB/T 26828—2011	多光谱减反射膜规范	产品
5	GB/T 33152—2016	影像材料 湿法加工银胶型黑白照相反射胶片 暗室储存规范	产品

续表

序号	标准号	标准名称	说明
6	GB 1903.9—2015	食品安全国家标准 食品营养强化剂 亚硒酸钠	产品
7	GB 1903.12—2015	食品安全国家标准 食品营养强化剂 L-硒-甲基硒代半胱氨酸	产品
8	GB 1903.22—2016	食品安全国家标准 食品营养强化剂 富硒食用菌粉	产品
9	GB 1903.21—2016	食品安全国家标准 食品营养强化剂 富硒酵母	产品
10	GB 1903.23—2016	食品安全国家标准 食品营养强化剂 硒化卡拉胶	产品
11	GB 1903.28—2018	食品安全国家标准 食品营养强化剂 硒蛋白	产品

表1.3 中国硒相关方法的国家标准

序号	标准号	标准名称	说明
1	GB/T 223.52—1987	钢铁及合金化学分析方法 盐酸羟胺-碘量法测定硒量	方法
2	GB/T 8654.6—1988	金属锰化学分析方法 盐酸联氨-碘量法测定硒量	方法
3	GB/T 11902—1989	水质 硒的测定 2，3-二氨基萘荧光法	方法
4	GB/T 15505—1995	水质 硒的测定 石墨炉原子吸收分光光度法	方法
5	GB/T 17135—1997	土壤质量 总砷的测定 硼氢化钾-硝酸银分光光度法	方法
6	GB/T 14924.12—2001	实验动物 配合饲料 矿物质和微量元素的测定	方法
7	GB/T 15246—2002	硫化物矿物的电子探针定量分析方法	方法
8	GB/T 11067.3—2006	银化学分析方法 硒和碲量的测定 电感耦合等离子体原子发射光谱法	方法
9	GB/T 20260—2006	海底沉积物化学分析方法	方法
10	GB/T 20127.10—2006	钢铁及合金 痕量元素的测定 第10部分:氢化物发生-原子荧光光谱法测定硒含量	方法
11	GB 8771—2007	铅笔涂层中可溶性元素最大限量	方法
12	GB/T 223.72—2008	钢铁及合金 硫含量的测定 重量法	方法
13	GB/T 3914—2008	化学试剂 阳极溶出伏安法通则	方法
14	GB/T 5121.24—2008	铜及铜合金化学分析方法 第24部分:硒、碲含量的测定	方法
15	GB/T 5121.27—2008	铜及铜合金化学分析方法 第27部分:电感耦合等离子体原子发射光谱法	方法
16	GB/T 16415—2008	煤中硒的测定方法 氢化物发生原子吸收法	方法
17	GB/T 13883—2008	饲料中硒的测定	方法
18	GB/T 24370—2009	硒化镉量子点纳米晶体表征 紫外-可见吸收光谱方法	方法
19	GB/T 23991—2009	涂料中可溶性有害元素含量的测定	方法

续表

序号	标准号	标准名称	说明
20	GB/T 23607—2009	铜阳极泥化学分析方法 砷、铋、铁、镍、铅、锑、硒、碲量的测定 电感耦合等离子体原子发射光谱法	方法
22	GB/T 5121.28—2010	铜及铜合金化学分析方法 第28部分:铬、铁、锰、钴、镍、锌、砷、硒、银、镉、锡、锑、碲、铅、铋量的测定 电感耦合等离子体质谱法	方法
23	GB/T 26289—2010	高纯硒化学分析方法 硼、铝、铁、锌、砷、银、锡、锑、碲、汞、镁、钛、镍、铜、镓、镉、铟、铅、铋量的测定 电感耦合等离子体质谱法	方法
24	GB/T 26193—2010	玩具材料中可迁移元素锑、砷、钡、镉、铬、铅、汞、硒的测定 电感耦合等离子体质谱法	方法
25	GB/T 25282—2010	土壤和沉积物 13个微量元素形态顺序提取程序	方法
26	GB/T 14352.16—2010	钨矿石、钼矿石化学分析方法 第16部分:硒量测定	方法
27	GB/T 4103.7—2012	铅及铅合金化学分析方法 第7部分:硒量的测定	方法
28	GB/T 30419—2013	玩具材料中可迁移元素锑、砷、钡、镉、铬、铅、汞、硒的测定 电感耦合等离子体原子发射光谱法	方法
29	GB/T 14353.15—2014	铜矿石、铅矿石和锌矿石化学分析方法 第15部分:硒量测定	方法
30	GB 6675.4—2014	玩具安全 第4部分:特定元素的迁移	方法
31	GB/T 32448—2015	胶黏剂中可溶性重金属铅、铬、镉、钡、汞、砷、硒、锑的测定	方法
32	GB 5009.268—2016	食品安全国家标准 食品中多元素的测定	方法
33	GB/T 33422—2016	热塑性弹性体 重金属含量的测定 电感耦合等离子体原子发射光谱法	方法
34	GB/T 32603—2016	玩具材料中可迁移元素砷、锑、硒、汞的测定 原子荧光光谱法	方法
35	GB/T 33503—2017	含铅玻璃化学成分分析方法	方法
36	GB 5009.93—2017	食品安全国家标准 食品中硒的测定	方法
37	GBZ/T 300.53—2017	工作场所空气有毒物质测定 第53部分:硒及其化合物	方法
38	GB/T 36081—2018	纳米技术 硒化镉量子点纳米晶体表征 荧光发射光谱法	方法
39	GB/T 36021—2018	家具中重金属锑、砷、钡、硒、六价铬的评定方法	方法
40	GB/T 35876—2018	粮油检验 谷物及其制品中钠、镁、钾、钙、铬、锰、铁、铜、锌、砷、硒、镉和铅的测定 电感耦合等离子体质谱法	方法
41	GB/T 35871—2018	粮油检验 谷物及其制品中钙、钾、镁、钠、铁、磷、锌、铜、锰、硼、钡、钼、钴、铬、锂、锶、镍、硫、钒、硒、钼含量的测定 电感耦合等离子体发射光谱法	方法

（2）行业标准

2018年中国硒相关行业标准共115项，涉及医药、有色金属、烟草、卫生、兵工民品、商检、水利、农业、轻工业、煤炭、环境、机械、化工等行业。

中国医药行业的硒相关标准有5项（表1.4），包括测定方法标准1项和产品标准4项。其中，测定方法标准涉及数字X射线量子探测效率，产品标准涉及肝炎病毒抗体检测试剂盒、普通X射线影像探测器、乳腺X射线探测器、人类免疫病毒抗体检测试剂盒。

表1.4 中国硒相关行业标准（医药）

序号	分类	标准号	标准名称
1	测定方法	YY/T 0590.1—2005	医用电气设备 数字X射线成像装置特性 第1部分:量子探测效率的测定
2	产品	YY/T 1215—2013	丙型肝炎病毒（HCV）抗体检测试剂盒（胶体金法）
3	产品	YY/T 0933—2014	医用普通摄影数字化X射线影像探测器
4	产品	YY/T 1307—2016	医用乳腺数字化X射线摄影用探测器
5	产品	YY/T 1611—2018	人类免疫缺陷病毒抗体检测试剂盒（免疫层析法）

中国有色金属行业的硒相关标准有52项（表1.5），主要包括产品标准9项和测定方法标准43项。其中，产品标准涉及二氧化硒、硒、高纯硒、硒化锌、铜铟镓硒靶材、铜铟镓硒合金粉、粗硒、超高纯锌、硒化镉等；测定方法标准涉及硒中各种成分测定和一些矿物中硒元素含量测定。

表1.5 中国硒相关行业标准（有色金属）

序号	分类	标准号	标准名称
1	测定方法	YS/T 226.9—1994	硒中氯量的测定（硫氰酸汞吸光光度法）
2	测定方法	YS/T 226.14—1994	硒中碳量的测定（燃烧电导法）
3	产品	YS/T 651—2007	二氧化硒
4	产品	YS/T 223—2007	硒
5	测定方法	YS/T 226.13—2009	硒化学分析方法 第13部分:银、铝、砷、硼、汞、铋、铜、镉、铁、镓、铟、镁、镍、铅、硅、锑、锡、碲、钛、锌量的测定 电感耦合等离子体质谱法
6	测定方法	YS/T 226.12—2009	硒化学分析方法 第12部分:硒量的测定 硫代硫酸钠容量法

续表

序号	分类	标准号	标准名称
7	测定方法	YS/T 226.1—2009	硒化学分析方法 第1部分:铋量的测定 氢化物发生-原子荧光光谱法
8	测定方法	YS/T 226.11—2009	硒化学分析方法 第11部分:铅量的测定 火焰原子吸收光谱法
9	测定方法	YS/T 226.10—2009	硒化学分析方法 第10部分:镍量的测定 火焰原子吸收光谱法
10	测定方法	YS/T 226.8—2009	硒化学分析方法 第8部分:铜量的测定 火焰原子吸收光谱法
11	测定方法	YS/T 226.7—2009	硒化学分析方法 第7部分:镁量的测定 火焰原子吸收光谱法
12	测定方法	YS/T 715.5—2009	二氧化硒化学分析方法 第5部分:水不溶物含量的测定 重量法
13	测定方法	YS/T 715.4—2009	二氧化硒化学分析方法 第4部分:灼烧残渣的测定 重量法
14	测定方法	YS/T 715.3—2009	二氧化硒化学分析方法 第3部分:氯量的测定 氯化银浊度法
15	测定方法	YS/T 715.2—2009	二氧化硒化学分析方法 第2部分:砷、镉、铁、汞、铅量的测定 电感耦合等离子体原子发射光谱法
16	测定方法	YS/T 715.1—2009	二氧化硒化学分析方法 第1部分:二氧化硒量的测定 硫代硫酸钠滴定法
17	测定方法	YS/T 556.6—2009	锑精矿化学分析方法 第6部分:硒量的测定 氢化物发生-原子荧光光谱法
18	测定方法	YS/T 226.9—2009	硒化学分析方法 第9部分:铁量的测定 火焰原子吸收光谱法
19	测定方法	YS/T 226.6—2009	硒化学分析方法 第6部分:硫量的测定 对称二苯氨基脲分光光度法
20	测定方法	YS/T 226.5—2009	硒化学分析方法 第5部分:硅量的测定 硅钼蓝分光光度法
21	测定方法	YS/T 226.4—2009	硒化学分析方法 第4部分:汞量的测定 双硫腙-四氯化碳滴定比色法
22	测定方法	YS/T 226.3—2009	硒化学分析方法 第3部分:铝量的测定 铬天青S-溴代十六烷基吡啶分光光度法
23	测定方法	YS/T 226.2—2009	硒化学分析方法 第2部分:锑量的测定 氢化物发生-原子荧光光谱法

序号	分类	标准号	标准名称
24	测定方法	YS/T 227.5—2010	碲化学分析方法 第5部分:硒量的测定 2,3-二氨基萘分光光度法
25	测定方法	YS/T 745.4—2010	铜阳极泥化学分析方法 第4部分:硒量的测定 碘量法
26	测定方法	YS/T 34.2—2011	高纯砷化学分析方法 极谱法测定硒量
27	测定方法	YS/T 227.12—2011	碲化学分析方法 第12部分:铋、铝、铅、铁、硒、铜、镁、钠、砷量的测定 电感耦合等离子体原子发射光谱法
28	测定方法	YS/T 775.7—2011	铅阳极泥化学分析方法 第7部分:砷、铜、硒量的测定 电感耦合等离子体原子发射光谱法
29	测定方法	YS/T 35—2012	高纯锑化学分析方法 镁、锌、镍、铜、银、镉、铁、硫、砷、金、锰、铅、铋、硅、硒含量的测定 高质量分辨率辉光放电质谱法
30	产品	YS/T 816—2012	高纯硒
31	测定方法	YS/T 229.4—2013	高纯铅化学分析方法 第4部分:痕量杂质元素含量的测定 辉光放电质谱法
32	测定方法	YS/T 922—2013	高纯铜化学分析方法 痕量杂质元素含量的测定 辉光放电质谱法
33	测定方法	YS/T 917—2013	高纯镉化学分析方法 痕量杂质元素含量的测定 辉光放电质谱法
34	测定方法	YS/T 895—2013	高纯铼化学分析方法 痕量杂质元素的测定 辉光放电质谱法
35	测定方法	YS/T 958—2014	银化学分析方法 铜、铋、铁、铅、锑、钯、硒和碲量的测定 电感耦合等离子体原子发射光谱法
36	测定方法	YS/T 959—2014	银化学分析方法 铜、铋、铁、铅、锑、钯、硒和碲量的测定 火花原子发射光谱法
37	测定方法	YS/T 1013—2014	高纯碲化学分析方法 钠、镁、铝、铬、铁、镍、铜、锌、硒、银、锡、铅、铋量的测定 电感耦合等离子体质谱法
38	测定方法	YS/T 1086—2015	高纯锑化学分析方法 镁、锰、铁、镍、铜、锌、砷、硒、银、镉、金、铅、铋量的测定 电感耦合等离子体质谱法
39	测定方法	YS/T 1084.2—2015	粗硒化学分析方法 第2部分:银量的测定 火焰原子吸收光谱法
40	测定方法	YS/T 1084.1—2015	粗硒化学分析方法 第1部分:金量的测定 火试金重量法和原子吸收光谱法
41	产品	YS/T 1055—2015	硒化锌
42	测定方法	YS/T 1158.1—2016	铜铟镓硒靶材化学分析方法 第1部分:镓量和铟量的测定 电感耦合等离子体原子发射光谱法

续表

序号	分类	标准号	标准名称
43	产品	YS/T 1156—2016	铜铟镓硒靶材
44	产品	YS/T 1155—2016	铜铟镓硒合金粉
45	产品	YS/T 1154—2016	粗硒
46	测定方法	YS/T 1158.2—2016	铜铟镓硒靶材化学分析方法 第2部分:硒量的测定 重量法
47	测定方法	YS/T 1158.3—2016	铜铟镓硒靶材化学分析方法 第3部分:铝、铁、镍、铬、锰、铅、锌、镉、钴、钼、钡、镁量的测定 电感耦合等离子体质谱法
48	测定方法	YS/T 1198—2017	银化学分析方法 铜、铋、铁、铅、锑、钯、硒、碲、砷、钴、锰、镍、锡、锌、镉量的测定 电感耦合等离子体质谱法
49	测定方法	YS/T 1288.4—2018	高纯锌化学分析方法 第4部分:痕量元素含量的测定 辉光放电质谱法
50	产品	YS/T 1224—2018	超高纯锌
51	产品	YS/T 1216—2018	硒化镉
52	测定方法	YS/T 1084.3—2018	粗硒化学分析方法 第3部分:硒量的测定 盐酸羟胺还原重量法和硫代硫酸钠滴定法

中国烟草行业的硒相关标准有4项(表1.6),均为测定方法标准,主要涉及烟草及烟草制品、卷烟、烟用材料中硒含量或残余量的测定,包括原子荧光法和电感耦合等离子体质谱法。

表1.6 中国硒相关行业标准(烟草)

序号	分类	标准号	标准名称
1	测定方法	YC/T 221—2007	烟草及烟草制品 硒的测定 原子荧光法
2	测定方法	YC/T 380—2010	烟草及烟草制品 铬、镍、砷、硒、镉、铅的测定 电感耦合等离子体质谱法
3	测定方法	YC/T 379—2010	卷烟 主流烟气中铬、镍、砷、硒、镉、铅的测定 电感耦合等离子体质谱法
4	测定方法	YC/T 316—2014	烟用材料中铬、镍、砷、硒、镉、汞和铅残留量的测定 电感耦合等离子体质谱法

中国卫生行业的硒相关标准有2项(表1.7),均为测定方法标准,包括在尿液、血清中硒测定方法等,所采用的方法为原子吸收光谱测定方法。

表 1.7　中国硒相关行业标准（卫生）

序号	分类	标准号	标准名称
1	测定方法	WS/T 47—1996	尿中硒的氢化物发生-原子吸收光谱测定方法
2	测定方法	WS/T 109—1999	血清中硒的氢化物发生-原子吸收光谱测定方法

中国兵工民品行业的硒相关标准有 2 项（表 1.8），主要是含硒合金材料中硒、碲元素的测定方法标准。

表 1.8　中国硒相关行业标准（兵工民品）

序号	分类	标准号	标准名称
1	测定方法	WJ 2423—1997	铜碲硒铁合金材料中硒的测定方法
2	测定方法	WJ 2422—1997	铜碲硒铁合金材料中碲的测定方法

中国商检行业的硒相关标准有 25 项（表 1.9），均为测定方法标准，涉及硫磺、锑矿、煤炭、铜矿、纸、塑料、食品、家具、涂料、药材、保健品、包装、镍矿等进出口工作中硒的测定方法。

表 1.9　中国硒相关行业标准（商检）

序号	分类	标准号	标准名称	说明
1	测定方法	SN/T 0515—1995	出口硫磺中硒的测定　荧光法	硫磺
2	测定方法	SN/T 1031.5—2001	出口粗氧化锑化学分析方法　硒含量的测定	锑矿
3	测定方法	SN/T 1600—2005	煤中微量元素的测定　电感耦合等离子体原子发射光谱法	煤炭
4	测定方法	SN/T 2092—2008	进出口锑锭中硒含量的测定　原子荧光光谱法	锑矿
5	测定方法	SN/T 2259—2009	高纯阴极铜中化学成分的测定　电感耦合等离子体原子发射光谱法	铜
6	测定方法	SN/T 2260—2010	阴极铜化学成分的测定　光电发射光谱法	铜
7	测定方法	SN/T 3007—2011	金属锑中砷、铅、铜、铁、硒、铋含量的测定　电感耦合等离子体原子发射光谱法	锑矿
8	测定方法	SN/T 2934—2011	进出口浸蜡防水纸中多环芳烃和重金属的测定	纸
9	测定方法	SN/T 2792—2011	进出口家具涂层中特定元素迁移量及总铅含量的测定	家具
10	测定方法	SN/T 3366—2012	室内装饰装修用涂料中可溶性汞、砷、硒、锑的测定　原子荧光光谱法	涂料
11	测定方法	SN/T 3619—2013	玩具材料中17种可迁移元素的测定　ICP-MS法	玩具

续表

序号	分类	标准号	标准名称	说明
12	测定方法	SN/T 4064—2014	出口植物性中药材中多种元素的测定方法	药材
13	测定方法	SN/T 4060—2014	出口保健品中硒酸和亚硒酸含量的测定	保健品
14	测定方法	SN/T 3881—2014	进出口包装材料中砷、钡、镉、铬、汞、铅、硒、锑的检测 ICP-MS法	包装
15	测定方法	SN/T 4243—2015	铜精矿中金、银、铂、钯、砷、汞、镉、镓、铟、锗、硒、碲、铊、镧的测定 电感耦合等离子体质谱法	铜矿
16	测定方法	SN/T 4377—2015	铜及铜合金废料 杂质元素的测定 电感耦合等离子体原子发射光谱法	铜矿
17	测定方法	SN/T 4305—2015	出口三氧化二锑中铅、铁、铜、砷、硒、铋、镉、汞含量的测定 电感耦合等离子体原子发射光谱法	锑矿
18	测定方法	SN/T 2046—2015	塑料及其制品中铅、汞、铬、镉、钡、砷、硒、锑的测定 电感耦合等离子体原子发射光谱法	橡胶
19	测定方法	SN/T 4515—2016	塑料及其制品中11种元素溶出量同时测定方法 电感耦合等离子体质谱法	橡胶
20	测定方法	SN/T 4675.19—2016	出口葡萄酒中钠、镁、钾、钙、铬、锰、铁、铜、锌、砷、硒、银、镉、铅的测定	食品
21	测定方法	SN/T 4526—2016	出口水产品中有机硒和无机硒的测定 氢化物发生原子荧光光谱法	食品
22	测定方法	SN/T 0860—2016	出口食品中硒的测定方法	食品
23	测定方法	SN/T 4501.2—2017	镍精矿化学分析方法 第2部分:镓、锗、硒、镉、铟、碲、镧、铊含量的测定 电感耦合等离子体质谱法	镍矿
24	测定方法	SN/T 4759—2017	进口食品级润滑油(脂)中锑、砷、镉、铅、汞、硒元素的测定方法 电感耦合等离子体质谱(ICP-MS)法	食品
25	测定方法	SN/T 5053—2018	锑精矿中砷、汞、硒、锡和铋含量的测定 氢化物原子荧光光谱法	锑矿

中国水利行业的硒相关标准有2项(表1.10),均为水质中硒含量的不同测定方法标准。

表1.10 中国硒相关行业标准(水利)

序号	分类	标准号	标准名称
1	测定方法	SL/T 272—2001	水质 总硒的测定 铁(Ⅱ)邻菲啰啉间接分光光度法
2	测定方法	SL 327.3—2005	水质 硒的测定 原子荧光光度法

中国农业的硒相关标准有8项(表1.11),包括产品标准5项和测定方法标

准3项。其中,产品标准主要为饲料级亚硒酸钠、富硒茶、粮食、富硒马铃薯、富硒大蒜等,测定方法标准主要为土壤、饲料、水溶肥料中硒含量的测定等。

表1.11 中国硒相关行业标准(农业)

序号	分类	标准号	标准名称
1	产品	NY 47—1987	饲料级亚硒酸钠
2	产品	NY/T 600—2002	富硒茶
3	产品	NY 861—2004	粮食(含谷物、豆类、薯类)及制品中铅、铬、镉、汞、硒、砷、铜、锌等八种元素限量
4	测定方法	NY/T 1104—2006	土壤中全硒的测定
5	测定方法	NY/T 1945—2010	饲料中硒的测定 微波消解–原子荧光光谱法
6	测定方法	NY/T 1972—2010	水溶肥料钠、硒、硅含量的测定
7	产品	NY/T 3116—2017	富硒马铃薯
8	产品	NY/T 3115—2017	富硒大蒜

中国轻工业行业的硒相关标准有2项(表1.12),均为测定方法标准,分别为黄酒、彩色类陶瓷中硒元素的测定方法。

表1.12 中国硒相关行业标准(轻工业)

序号	分类	标准号	标准名称
1	测定方法	QB/T 4711—2014	黄酒中无机元素的测定方法 电感耦合等离子体质谱法和电感耦合等离子体原子发射光谱法
2	测定方法	QB/T 1967.1—2017	彩色类陶瓷颜料化学成分分析方法

中国煤炭行业的硒相关标准有2项(表1.13),均为测定方法标准,分别为煤和煤矿中硒含量的测定、硒含量分级方法。

表1.13 中国硒相关行业标准(煤炭)

序号	分类	标准号	标准名称
1	测定方法	MT/T 1028—2006	煤中硒含量分级
2	测定方法	MT/T 1045—2007	煤矿水中硒的测定

中国环境行业的硒相关标准有8项(表1.14),均为测定方法标准,主要为土壤、沉积物、空气、废气、固体废物、水质中硒的测定方法,涉及微波消解、原子荧光法、电感耦合等离子体质谱法、原子荧光法等方法。

表1.14　中国硒相关行业标准（环境）

序号	分类	标准号	标准名称	说明
1	测定方法	HJ 680—2013	土壤和沉积物 汞、砷、硒、铋、锑的测定 微波消解/原子荧光法	土壤
2	测定方法	HJ 657—2013	空气和废气 颗粒物中铅等金属元素的测定 电感耦合等离子体质谱法	气体
3	测定方法	HJ 702—2014	固体废物 汞、砷、硒、铋、锑的测定 微波消解/原子荧光法	废物
4	测定方法	HJ 700—2014	水质 65种元素的测定 电感耦合等离子体质谱法	水质
5	测定方法	HJ 694—2014	水质 汞、砷、硒、铋和锑的测定 原子荧光法	水质
6	测定方法	HJ 776—2015	水质 32种元素的测定 电感耦合等离子体发射光谱法	水质
7	测定方法	HJ 766—2015	固体废物 金属元素的测定 电感耦合等离子体质谱法	废物
8	测定方法	HJ 811—2016	水质 总硒的测定 3,3'–二氨基联苯胺分光光度法	水质

　　中国机械行业的硒相关标准仅有1项（表1.15），为静电复印硒鼓的测定方法标准。

表1.15　中国硒相关行业标准（机械）

序号	分类	标准号	标准名称
1	测定方法	JB/T 5533—2007	静电复印硒鼓 膜层附着力试验方法

　　中国化工行业的硒相关标准有5项（表1.16），包括产品标准4项和测定方法标准1项。产品标准涉及颜料、亚硒酸钠、硒酸钠、亚硒酸锌等；测定方法标准为硫酸中硒的测定方法。

表1.16　中国硒相关行业标准（化工）

序号	分类	标准号	标准名称
1	产品	HG/T 2351—1992	镉红颜料
2	产品	HG/T 4517—2013	工业亚硒酸钠
3	产品	HG/T 4697—2014	工业硒酸钠
4	产品	HG/T 4698—2014	工业亚硒酸锌
5	测定方法	HG/T 5230—2017	硫酸中硒的测定方法

中国供销社的硒相关标准有1项（表1.17）。

表1.17　中国硒相关行业标准（供销社）

序号	分类	标准号	标准名称
1	产品	GH/T 1090—2014	富硒茶

中国核工业的硒相关标准有4项(表1.18),包括产品标准2项和测定方法标准2项。产品标准包括无损检测的放射源和放射性标准溶液的规范,测定方法标准主要是含铀岩石中微量硒元素的测定。

表1.18　中国硒相关行业标准(核工业)

序号	分类	标准号	标准名称
1	测定方法	EJ/T 754—1993	原子荧光光谱法测定含铀岩石中的微量硒
2	测定方法	EJ/T 955—1995	岩石中砷、锑、铋、硒的流动注射-氢化物-原子吸收分光光度测定法
3	产品	EJ 1024—2008	无损检测用γ放射源
4	产品	EJ/T 20052—2014	铈-139、镱-169和硒-75放射性标准溶液规范

中国地质行业的硒技术标准有5项(表1.19),均为测定方法标准。自1993年起,中国就陆续制定了采用原子荧光法、催化极谱法等测定地下水质、动植物和地质取样中硒含量的测定方法标准。

表1.19　中国硒相关行业标准(地质)

序号	分类	标准号	标准名称	说明
1	测定方法	DZ/T 0064.38—1993	地下水质检验方法　原子荧光法测定硒	地下水
2	测定方法	DZ/T 0064.37—1993	地下水质检验方法　催化极谱法测定硒	地下水
3	测定方法	DZ/T 0064.35—1993	地下水质检验方法　催化极谱法测定铅	地下水
4	测定方法	DZ/T 0253.2—2014	生态地球化学评价动植物样品分析方法第2部分:硒量的测定原子荧光光谱法	动植物
5	测定方法	DZ/T 0279.14—2016	区域地球化学样品分析方法　第14部分:硒量测定氢化物发生-原子荧光光谱法	地球化学

(3)主要地方标准

中国地方制定的硒相关标准有17项(表1.20),涉及宁夏(2项)、贵州(4项)、湖北(2项)、江西(2项)、江苏(2项)、黑龙江(1项)、吉林(4项)等省份,主要涵盖农产品和化妆品等领域,包括产品标准9项、生产方法标准3项、测试标准4项、分类方法标准1项。主要农产品包括细砂施肥机、富硒茶、硒锌韭菜根腌制品、硒锌米、硒乌龙茶、硒虫草子实体、富硒茶、富硒稻米、富硒小麦等。

表1.20　中国地方标准硒相关标准及分类说明（地方17项）

序号	分类	标准号	标准名称	说明
1	宁夏	DB64/T 817—2012	富硒胡麻籽生产技术规程	生产方法
2	宁夏	DB64/T 656—2010	硒砂瓜松砂施肥机	产品
3	贵州	DB52/T 489—2007	凤冈天然富锌富硒茶	产品
4	贵州	DB52/ 554—2008	丹寨硒锌韭菜根腌制品	产品
5	贵州	DB52/ 553—2008	丹寨硒锌米	产品
6	贵州	DB52/ 534—2007	凤冈锌硒乌龙茶	产品
7	湖北	DB42/T 438—2007	硒虫草子实体	产品
8	湖北	DB42/ 342—2006	恩施富硒茶	产品
9	江西	DB36/T 566—2009	富硒食品硒含量分类标准	分类方法
10	江西	DB36/T 483—2005	饲料中硒的测定 氢化物原子荧光法	测试
11	江苏	DB32/T 706—2004	富硒稻米	产品
12	江苏	DB32/T 1810—2011	无公害富硒水稻生产技术规程	生产方法
13	黑龙江	DB23/T 461—1997	富硒小麦	产品
14	吉林	DB22/T 911—1998	玉米杂交制种技术规程	生产方法
15	吉林	DB22/T 425—2005	生物材料中总硒的测定	测试
16	吉林	DB22/T 424—2005	化妆品中总铋的测定	测试
17	吉林	DB22/T 421—2005	化妆品中总硒的测定	测试

1.5.3 美　国

美国自1973年开始制定硒相关标准，至今有7项相关标准（表1.21），包括产品标准1项和方法标准6项。产品标准涉及硒电流急冲抑制器；方法标准主要涉及打印机和印刷机中硒鼓的相关测定、煤和水中硒含量的测定等。

表1.21　美国硒相关标准

序号	分类	标准号	标准名称
1	产品	JEDEC TENTSTD12-1973	硒电流急冲抑制器的推荐标准
2	方法	ASTM F2555-06（2011）	喷墨打印机硒鼓页面利用率的测定标准规程．连续打印法

续表

序号	分类	标准号	标准名称
3	方法	ASTM F2632-07(2013)e1	测定彩色打印机硒鼓中调色剂使用率的标准实施规程
4	方法	ANSI／INCITS／ISO／IEC 19798 Corrigendum 1-2013	彩色打印机和含有印刷组件的多功能设备的硒鼓产出率测定方法．技术勘误表1
5	方法	ANSI／INCITS／ISO／IEC 19752 Corrigendum 1-2013	信息技术．单色电子照相印刷机和包含印刷组件的多功能设备用硒鼓产出率的测定方法．技术勘误表1
6	方法	ASTM D4606-2015	使用氢化物发生/原子吸收法测定煤中砷和硒的标准试验方法
7	方法	ASTM D3859-2015	水中硒含量的标准试验方法

1.5.4　欧　盟

自1993年以来,欧盟标准化技术委员会制定硒相关标准如表1.22所示,均为方法标准,主要包括水质、食品、动物饲料、玩具安全、钢中硒的测定。

表1.22　欧盟硒相关标准

序号	分类	标准号	标准名称
1	方法	EN 25663:1993	水质．凯氏氮测定法．加硒矿化作用法(ISO 5663:1984)
2	方法	EN 14627:2005	食品．痕量元素测定．压力溶解后用氢化原子吸收光谱测定法(HGAAS)测定砷和硒的总量
3	方法	EN 16159:2012	动物饲料．生成氢化物原子吸收光谱法测定硒(HGAAS)之后．微波消化(消化与65%硝酸和30%过氧化氢)
4	方法	EN 71-3:2013+A1:2014	玩具的安全性．第2部分:某些元素的迁移
5	方法	CEN/TR 10362:2014	黑色金属材料的化学分析．测定钢中含硒．电热原子吸收光谱法
6	方法	TNI CEN/TR 15215-2:2009	污泥特性．污泥,土壤,土壤改良剂,生长介质及生物废料中沙门氏菌的检测和计数．第2部分:随后适用于Rapport-Vassiliadis培养基的半定量M用亚硒酸-胱氨酸培养基的液体富集方法
7	方法	TNI CEN/TR 10362:2015	黑色金属材料的化学分析．钢中硒的测定．电热原子吸收光谱法

1.5.5　德　国

自1993年以来,德国制定硒相关标准15项(表1.23),包括产品标准1项和方法标准14项。其中,方法标准涉及水质检测、土壤、污泥、燃料、食品、颜料、铜及铜合金、饲料、玩具安全等领域,也涉及原子吸收光谱法、原子吸收分光光度法、感应耦合等离子体原子发射光谱法等。

表1.23　德国硒相关标准

序号	分类	标准号	标准名称
1	方法	DIN EN 25663:1993	水质. 凯氏氮测定法. 加硒矿化作用后的检测方法
2	方法	DIN 38405-23:1994	德国检验水、废水和污泥的标准方法. 阴离子(D组)第23部分:用原子吸收光谱法测定硒含量(D23)
3	方法	DIN 22022-4:2001	固体燃料. 痕量元素含量的测定. 第4部分:采用无焰氢化系统的原子吸收分光光度测定法或冷却蒸气法
4	方法	DIN EN 14627:2005	食品. 痕量元素测定. 压力溶解后用氢化原子吸收光谱测定法(HGAAS)测定砷和硒的总量
5	方法	DIN EN 14935:2006	铜和铜合金. 测定纯铜杂质. ET-AAS法
6	方法	DIN 53770-14:2007	颜料和稀释剂. 溶于盐酸物质的测定. 第14部分:硒含量
7	方法	DIN 53770-16:2007	颜料和稀释剂. 溶于盐酸材料的确定. 第16部分:用感应耦合等离子体原子发射光谱法测定12种元素
8	方法	DIN EN ISO 11885:2009	水质. 电感耦合等离子体发射光谱(ICP-OES)法测定所选元素(ISO 11885:2007)
9	方法	DIN ISO 20280:2010	土壤. 用电热或氢化法原子吸收光谱法测定王水土壤萃取物中的砷、锑和硒(ISO 20280:2007)
10	方法	DIN EN 16159:2012	动物饲料. 微波溶解后通过氢化物发生原子吸收光谱法(HGAAS)测定硒的含量(使用65%的硝酸和30%的过氧化氢消化)
11	产品	DIN EN 16037:2012	人类用水的水处理用化合物. 硫酸氢钠
12	方法	DIN EN 16174:2012	污泥. 处理废弃物和土壤. 元素的王水可溶部分的消化作用
13	方法	DIN EN 16173:2012	污泥. 处理废弃物和土壤. 元素可溶性部分的硝酸消解作用

序号	分类	标准号	标准名称
14	方法	DIN CEN/TR 15371:2013	玩具安全性．对 EN 71-1 标准、EN 71-2 标准及 EN 71-8 标准解释要求的答复
15	方法	DIN ISO/IEC 19798:2014	彩色打印机和含有印刷组件的多功能设备的硒鼓产出率测定方法

1.5.6 日 本

日本自1994年以来共有硒相关标准6项（表1.24），包括产品标准1项和方法标准5项。其中，产品标准为硒试剂标准，方法标准包括钢、矿石和铜合金中硒含量的测定。

表1.24 日本硒相关标准

序号	分类	标准号	标准名称
1	方法	JIS G1233:1994	钢．硒含量的测定方法
2	方法	JIS M8134:1994	矿石．硒含量的测定方法
3	方法	JIS H1065:2006	铜和铜合金中硒的测定方法
4	方法	JIS X6932:2008	含有打印机部件的彩色打印机和多功能设备用硒鼓产量的测定方法
5	方法	JIS G1257-20:2013	钢铁．原子吸收光谱测定法．第20部分：硒的测定-电热原子化
6	产品	JIS K8598:2018	硒(试剂)

1.5.7 英 国

英国自1986年以来共有硒相关标准20项（表1.25），包括产品标准2项和方法标准18项。其中，方法标准主要包括钢铁、铜矿、污泥、食品、土质、饲料、烟气、奶粉、固体燃料等中硒含量的测定，涉及的方法包括电热原子吸收光谱测定法、氢化物原子吸收分光光度法、电热喷雾原子吸收分光光度法、凯氏氮测定法、王水萃取法、电感耦合等离子体发射光谱法等。

表 1.25 英国硒相关标准

序号	分类	标准号	标准名称
1	方法	BS 6783-4:1986	镍、镍铁和镍合金的取样与分析. 第4部分:用电热原子吸收光谱测定法测定银、砷、铋、镉、铅、锑、硒、锡、碲和铊的方法
2	产品	BS 6857:1987	涂料用镉颜料规范
3	方法	BS 7317-3:1990	高纯度铜阴极 Cu-CATH-1 分析方法. 第3部分:采用氢化物生成和原子吸收分光光度法对锑、砷、铋、硒、碲和锡的测定方法
4	方法	BS 7317-4:1990	高纯度铜阴极 Cu-CATH-1 分析方法. 第4部分:采用电热喷雾原子吸收分光光度法对锑、砷、铋、铅、硒、碲和锡的测定方法
5	方法	BS EN 25663:1993	水质. 凯氏氮测定法. 加硒矿化法
6	方法	BS EN 12679:2000	无损检测. 工业放射照相源尺寸的测定. 放射照相法
7	方法	BS EN 13342:2000	污泥特性描述. 基尔达斯氮的测定
8	方法	BS EN 13346:2000	污泥特性描述. 痕量元素和磷的测定. 王水萃取法
9	方法	BS EN 14627:2005	食品. 痕量元素的测定. 压力分解后用氢化法原子吸收光谱测定法测定硒和砷的总含量
10	方法	BS EN 14935:2006	铜和铜合金. 测定纯铜杂质. ETA-AAS法
11	方法	BS ISO 20280:2008	土质. 使用电热或氢化法原子吸收光谱法测定王水萃取物中的砷、锑和硒
12	方法	BS EN ISO 11885:2009	水质. 通过电感耦合等离子体发射光谱法(ICP-OES)测定选定元素
13	方法	BS EN 16159:2012	动物饲料材料. 微波消毒后通过氢化物发生原子吸收光谱测定法(HGAAS)对硒进行测定(用65%的硝酸和30%的过氧化氢消毒)
14	方法	BS EN 16206:2012	动物饲料材料. 微波消毒后通过氢化物发生原子吸收光谱测定法(HGAAS)对硒进行测定(用65%的硝酸和30%的过氧化氢消毒)
15	产品	BS EN 16037:2012	人类消费的水处理化学试剂. 磷酸氢钠
16	方法	BS ISO 23380:2013	煤中痕量元素测定方法的选择
17	方法	BS PD CEN/TR 10362:2014	钢铁材料的化学分析. 钢中硒的测定. 电热原子吸收光谱法
18	方法	BS ISO 17211:2015	固定源排放. 烟气中硒化合物的取样和测定
19	方法	BS ISO 20649:2015	婴幼儿配方奶粉和成人营养品. 铬、硒、钼的测定. 感应耦合等离子体质谱法(ICP-MS)
20	方法	BS ISO 11723:2016	固体矿物燃料. 砷和硒的测定. 艾氏卡混合和氢化法

1.5.8 法 国

法国共有硒相关标准9项（表1.26），全部为方法标准，包括涂料、水质、食品、铜、土壤、动物饲料、污泥和废弃物、配方奶粉和营养品中硒的测定，涉及的方法包括原子吸收分光光度法、凯氏氮测定法、原子吸收光谱法、原子发射分光镜法、电感耦合等离子体质谱法。

表1.26 法国硒相关标准

序号	分类	标准号	标准名称
1	方法	NF T30-220-1990	涂料和清漆. "可溶"硒含量测定. 原子吸收分光光度法
2	方法	NF T90-110-1994	水质. 凯氏氮测定法. 硒矿化后方法
3	方法	NF V03-095-2005	食品. 痕量元素的测定. 压力分解后用氢化法原子吸收光谱法测定硒和砷的总含量
4	方法	NF A08-760-2007	铜和铜合金. 测定纯铜中的杂质. ET-AAS法
5	方法	NF X31-437-2007	土壤. 用电热或氢化物发生原子吸收光谱法测定王水土壤萃取物中砷、锑和硒
6	方法	NF T90-136-2009	水质. 感应耦合等离子体原子发射分光镜法测定33种元素(ICP-OES)
7	方法	NF V18-242-2012	动物饲料. 微波消解(用65%硝酸和30%过氧化氢萃取)后用氢化物原子吸收光谱法(HGAAS)测定硒
8	方法	NF X31-043-2012	污泥、处理的生物废弃物和土壤. 元素的王水可溶部分的消化
9	方法	NF V04-399-2016	婴儿配方奶粉和成人营养品. 铬,硒和钼的测定. 电感耦合等离子体质谱法(ICP-MS)

1.5.9 俄罗斯

俄罗斯对硒的研究、应用和标准的制定有丰富的实践经验。1970—2016年俄罗斯共制定硒相关标准34项（表1.27），包括产品标准2项和方法标准32项，涉及烟花、钢铁、工业、饮料、饲料、燃料、食品、矿产等行业领域。其中，产品标准包括硒光电池、工业用硒的规范标准，方法标准包括合金钢、工业用硒、饮用水、饮料、饲料、土壤、燃料、食品等硒含量的测定。

表1.27　俄罗斯硒相关标准

序号	分类	标准号	标准名称
1	产品	GOST 2388:1970	烟火药剂光度和色度测量用硒光电池一般技术要求
2	产品	GOST 10298:1979	工业用硒规范
3	方法	GOST 12363:1979	合金钢和高合金钢. 含硒量测定法
4	方法	GOST 20996.4:1982	工业用硒. 砷的测定法
5	方法	GOST 20996.5:1982	工业用硒. 有机物质测定法
6	方法	GOST 20996.6:1982	工业用硒. 铁测定法
7	方法	GOST 20996.8:1982	工业用硒. 铜测定法
8	方法	GOST 20996.9:1982	工业用硒. 锑含量测定法
9	方法	GOST 20996.10:1982	工业用硒. 碲测定法
10	方法	GOST 19709.2:1983	高纯度的碲、硒含量测定法
11	方法	GOST 1367.8:1983	锑、硒的测定方法
12	方法	GOST 9816.2:1984	工业用碲、硒含量测定法
13	方法	GOST 16273.0:1985	工业用硒. 光谱分析法的一般要求
14	方法	GOST 12645.11:1986	铟、硒的测定方法
15	方法	GOST 19413:1989	饮用水. 硒的重量浓度测定法
16	方法	GOST 13637.6:1993	镓、硒含量测定法
17	方法	GOST R 52315:2005	非酒精类饮料. 矿物与饮用水. 硒质量浓度测定的溶出伏安法
18	方法	GOST R 54242:2010	固体矿物燃料. 砷和硒的测定
19	方法	GOST 31651:2012	动物、饲料及饲料添加剂的医学治疗. 通过原子吸收光谱法检测硒的质量分数
20	方法	GOST 31707:2012	食品. 痕量元素测定方法. 利用氢化物发生原子吸收光谱法(HGAAS)测定受压溶出后总砷和硒
21	方法	GOST R 55131:2012	固体再生燃料. 微量元素(砷、钡、铍、镉、钴、铬、铜、汞、钼、锰、镍、铅、锑、硒、铊、钒和锌)的测定方法
22	方法	GOST R 55449:2013	饲料. 配合饲料和饲料原材料. 使用荧光光度法测定硒含量
23	方法	GOST 16273.1:2014	硒技术. 谱分析方法
24	方法	GOST 20996.0:2014	硒技术. 分析方法的通用要求
25	方法	GOST 20996.1:2014	硒技术. 硒的测定方法
26	方法	GOST 20996.2:2014	硒技术. 硫的测定方法
27	方法	GOST 20996.7:2014	硒技术. 铝的测定方法
28	方法	GOST 20996.12:2014	工业用硒. 测定铜、铁、碲和铅的原子吸收法
29	方法	GOST R 56372:2015	饲料. 浓缩料和预混料. 采用原子吸收光谱法测定铁、锰、锌、钴、铜、钼和硒的质量分数

序号	分类	标准号	标准名称
30	方法	GOST 13047.25:2014	镍、钴、镍中硒的测定方法
31	方法	GOST R 56415:2015	专业乳制品．硒含量的测定
32	方法	GOST 20996.11:2015	技术硒、汞的测定方法
33	方法	GOST R ISO 7523:2016	镍、银、砷、铋、镉、铅、锑、硒、锡、碲和铊含量的测定．电热原子吸收光谱法
34	方法	GOST 20996.3:2016	硒技术．铅的测定方法

1.5.10 韩 国

韩国非常重视矿产资源及水质、土壤中硒含量的测定方法标准的制定，自2004年以来共制定硒相关标准如表1.28所示。其中，水质、金属矿、土壤中硒测定的4项标准等效采用国际标准。

表1.28 韩国硒相关标准

序号	分类	标准号	标准名称
1	方法	KS E 3080:2004	矿石的硒含量测定方法
2	方法	KS D 1991:2007	铜中的硒含量测定方法
3	方法	KS I ISO 5663:2007	水质．凯氏氮测定法．加硒矿化作用法
4	方法	KS I ISO 9965:2008	水质．硒的测定．原子吸收光谱法（氢化物技术）
5	方法	KS D ISO 7523:2012	镍、银、砷、铋、镉、铅、锑、硒、锡和铊含量的测定．电热原子吸收光谱法
6	方法	KS I ISO 20280:2013	土壤质量．用电热式或氢化物产生式原子吸收光谱法测定土壤的王水萃取物中的砷、锑和硒

1.5.11 越 南

越南非常关注硒含量的情况。越南硒相关标准有7项（表1.29），主要为水质、土壤、矿物燃料、食品中硒含量测定方法标准。

表 1.29　越南硒相关国家标准

序号	分类	标准号	标准名称	说明
1	方法	TCVN 5987:1995	水质. 凯氏氮测定法. 加硒矿化作用法	水质
2	方法	TCVN 6183:1996	水质. 硒的测定. 原子吸收光谱法(氢化技术)	水质
3	方法	TCVN 7986:2008	固体矿物燃料. 砷和硒的测定. 艾氏卡混合物和氢化法	燃料
4	方法	TCVN 8467:2010	土质. 通过电热或氢化物发生原子吸收光谱法测定王水土壤提取物中的砷、锑和硒	土质
5	方法	TCVN 8669:2011	食品. 通过氢化物发生原子吸收光谱法(HGAAS)测定硒含量	食品
6	方法	TCVN 9520:2012	食品. 微量元素的测定. 通过电感耦合等离子体质谱法(ICP-MS)测定铬、硒、钼	食品
7	方法	TCVN 9521:2012	食品. 微量元素的测定. 压力消解后用氢化物发生原子吸收光谱法(HGAAS)测定硒和砷的总含量	食品

1.6　本章小结

　　根据本章对硒相关标准的分析,得出如下结论:①中国硒标准化应用非常广泛,其标准涉及13个行业和30多个学科专业领域,而ISO和欧美国家的硒标准化领域仅限于奶粉、工业(硒鼓)及矿产方面;②中国硒标准化发展呈现增长态势,近年来在食品安全方面的产品标准数量较多,与欧盟国家起步早、发展慢、近年标准制定修订处于停滞状态完全不同;③中国茶叶、大米、猪肉等富硒农产品的标准化发展态势增长明显,这表明中国富硒农产品养殖种植产业的兴起。

第2章　含硒健康技术的发展

2.1　硒和硒蛋白的功能

硒是动物体必需的营养元素以及对植物有益的营养元素。硒对人体健康也发挥着重要作用,是人体所必需的微量元素,在人体中主要以硒和蛋白质结合的复合物形式存在。硒能够替换半胱氨酸中的硫原子,形成第21种氨基酸——硒代半胱氨酸(selenocysteine, SeCys),直接合成蛋白质[1],这种蛋白质是谷胱甘肽过氧化物酶、甲状腺素脱碘酶、硒蛋白K、硒蛋白W等多达25种含硒蛋白质(指含硒元素的蛋白质,简称硒蛋白)的重要组分[2]。硒蛋白是人体内许多关键酶的组成部分,具有广泛的生物活性,与抗氧化、激素调节、矿质元素代谢等功能密切相关[3]。硒代半胱氨酸插入形成硒蛋白的过程由特定条件下mRNA的UGA密码子决定。在低硒条件下,一些硒蛋白(如谷胱甘肽过氧化物酶)的合成优先于其他硒蛋白,产生明显的硒蛋白层级。

在人体内,硒主要以硒蛋白的形式发挥功能。一方面,这些硒蛋白参与特定酶的代谢活动,硒的缺乏会阻碍酶的合成、降低酶的活性,从而影响人体正常的生理活动,如甲状腺激素代谢、氧化还原反应、生殖功能和免疫功能等[4-5]。另一方面,硒蛋白的抗氧化作用对人体健康具有重要意义,可以清除人体代谢和呼吸过程中生成的活性氧(ROS)和活性氮(RNS),抑制DNA、RNA、蛋白质、脂类等生物分子烷基化[6-7]。

根据生理功能,硒蛋白可以分为抗氧化、调节激素、调节矿质元素和其他四大类,涉及谷胱甘肽过氧化物酶、硒蛋白V、硒蛋白O、硒蛋白H、硫氧还原蛋白还原酶、前列腺上皮硒蛋白等[8-9]。硒蛋白的种类和功能如表2.1所示。

表2.1 硒蛋白的种类和功能

种类	硒蛋白	功能
抗氧化	谷胱甘肽过氧化物酶(GPx1-4)	去除过氧化氢或磷脂氢过氧化物,保持膜完整,调节类荷尔蒙合成,修复炎症,防止氧化损伤生物分子(如血脂、脂蛋白和DNA)
	硒蛋白V,硒蛋白O	氧化还原
	硒蛋白H	氧化还原DNA,结合蛋白
	硫氧还原蛋白还原酶(TrxR1-3)	减少核苷酸DNA的合成,抗氧化,维持细胞氧化还原活性和细胞活性,促进细胞增殖
	前列腺上皮硒蛋白(SeP15)	氧化还原功能(类似于GPx4),抗癌细胞
	硒蛋白M	巯基二硫醚氧化还原酶
	谷胱甘肽过氧化物酶6(GPx6)	过氧化氢的脱毒作用
调节激素	甲状腺素脱碘酶(Dio1-3)	调控甲状腺激素水平
	硒蛋白S(SelS)	抗炎症,保护雌激素受体应激诱导,链接糖代谢与胰岛素敏感性
	硫氧还原蛋白谷胱甘肽还原酶(TGR)	睾丸的特异性酶,减少谷胱甘肽二硫化
	硒蛋白P	与血浆及内皮细胞活动有关,防止亚硝酸盐危害内皮细胞
调节矿质元素	硒蛋白K	调节钙水,降解蛋白质
	硒蛋白T	调节细胞内钙离子移动,调节神经内分泌
	硒蛋白N	调节肌肉早期发展所需的钙,维护卫星细胞
其他	硒代磷酸盐合成酶(SPS2)	硒代磷酸盐生物合成必要组成成分,硒代半胱氨酸的前体
	硒蛋白W	肌肉的组成成分
	硒蛋白I	未知

谷胱甘肽过氧化物酶(glutathione peroxidase,GPx或GSH-Px)系抗氧化酶家族。GPx1-4是以SeCys为催化中心的硒蛋白,其主要功能是中和细胞内与细胞外的双氧水(H_2O_2)及有机过氧化物,影响信号传导和防止氧化损伤。它们与维生素E协同作用,保护细胞,避免H_2O_2或有机过氧化物积累,从而确保细胞膜的持续完整性。它们的酶活性与硒摄入量成正比,因此硒的缺乏与机体被氧化密切相关。

硫氧还蛋白还原酶(thioredoxin reductase,TrxR)属于吡啶核苷酸硫化物氧化还原酶的黄素蛋白家族。其作用机制为电子从NADPH通过辅酶FAD转移到TrxR的二硫化物活性位点,使硫氧还蛋白浓度降低,调节硫醇氧化还原状态,从而降低蛋白质二硫化物[10]。TrxR1具有广泛的底物特异性,位于细胞质和细胞核内,可以控制转录因子活动、细胞增殖和细胞凋亡,通过降低表达水平来减缓肿瘤细胞生长。因此,TrxR成为目前开发癌症治疗新型疗法的研究重点。TrxR与细胞周期控制的关系是多方面的,它可以直接激活p53肿瘤抑制因子,并与细胞凋亡调控密切相关。

碘化甲腺原氨酸脱碘酶(iodothyronine deiodinase,DIO)是3个同一家族结构相似的酶,所有DIO都是以硒代半胱氨酸残基作为活性中心的氧化还原酶,其主要作用为产生具有活性的甲状腺激素T3和rT3。这些甲状腺激素调节各种代谢过程,如脂质代谢、产热等,对于维持机体稳态必不可少。

硒蛋白P是细胞外糖蛋白,于1993年在人体内被发现,是血浆中最丰富的硒蛋白,在脑、肝和睾丸中高度表达,其在体内平衡和运输中起着重要作用。有证据表明,SelP在Se运输和稳态过程中发挥功能,SelP基因敲除小鼠的脑、睾丸和胎儿中硒浓度非常低,这会引起各个组织产生严重的病理生理后果[11]。

除此之外,硒蛋白V、硒蛋白S等已知硒蛋白以及诸多未知功能的硒蛋白也在动物体内发挥着重要作用。

2.2 人体硒的需要量和代谢

2.2.1 人体硒的需要量

硒对硒蛋白的产生至关重要[12]。硒蛋白主要是结构蛋白或酶促，是激活甲状腺激素的催化剂和抗氧化剂，如GPx[13]。GPx活性通常被用作体内硒充足的标志物[14]。血清或血浆硒浓度在90~100μg/L（Duffield提出90.01μg/L[15]，Alfthan提出98.7μg/L[16]）时GPx达到最大表达。硒对人体健康发挥着重要的作用，但是摄入量过高或过低都会导致健康风险[17]，因此开展人体硒需要量的研究十分必要。

我国的杨光圻研究团队最早对人体硒平均需要量（EAR）和推荐摄入量（RNI）开展研究。1982—1992年，杨光圻通过对低硒的四川克山病地区和高硒的湖北恩施地区进行硒需要量及安全量的研究，发现避免克山病发生的膳食硒最低需要量为17μg/d，而使血浆GPx达到饱和的膳食硒生理需要量为41μg/d，膳食硒最高安全摄入量为400μg/d[18-20]。随着研究的不断深入，数据表明，当血硒浓度达到1.27μmol/L（100μg/L）时，GPx活性达到饱和而不再升高，无法评价硒的营养状态，故GPx活性作为评价指标时仅适用于较低硒水平人群；同时发现，血浆硒蛋白P也可以作为评估硒营养状态的有效指标。2007年，夏弈明对四川克山病区进行硒需要量研究，得出使血浆硒蛋白P达到饱和的硒需要量为49μg/d，认为其更适合作为今后评价人体硒营养状态、测定人体硒需要量及修订DRIS的最佳指标[21]。目前，参考《WS/T 578.3—2017中国居民膳食营养素参考摄入量 第3部分：微量元素》，中国居民硒营养素参考摄入量标准如表2.2所示。

表2.2 中国居民硒营养素参考摄入量

单位:μg/d

年龄/岁(生理状况)	平均需要量	推荐摄入量	可耐受最高摄入量
0~	—	15*	55
0.5~	—	20*	80
1~	20	25	100
4~	25	30	150
5~	35	40	200
11~(男)	45	55	300
11~(女)	50	60	350
14~(男)	50	60	400
14~(女)	50	60	400
18~(男)	50	60	400
18~(女)	50	60	400
50~(男)	50	60	400
50~(女)	50	60	400
孕妇(1~12周)	54	65	400
孕妇(13~27周)	54	65	400
孕妇(>28周)	54	65	400
乳母	65	78	400

注:—表示未制定,*表示适宜摄入量。

随着科学研究的不断深入,硒的生理功能不断被发掘,全球各国也开始关注和重视人体硒需要量的研究。美国根据杨光圻研究团队1987年的研究资料,选择40μg/d作为基准值,并考虑中国和美国体重的差异,得到美国硒膳食营养素的参考摄入量为53μg/d[22]。然而,1999年新西兰的研究表明,膳食GPx使膳食硒生理饱和的需要量为68μg/d[23]。同年,美国和加拿大进行了类似研究,结论是,人体中的硒补充剂可以增加血浆中的GPx活性,并且在10~40μg/d的范围内,添加得越多,效果越明显。目前,美国膳食硒摄入量的基数是45μg/d,根据中国平均需要量(52μg/d)和新西兰平均需要量(38μg/d)的平均值,加上两个标准差(一般设为10%),修正后得到推荐摄入量为55μg/d。中国和美国对硒摄入量标准化后,世界各国政府也开始积极响应。欧洲食品安全局(EFSA)将硒摄入量设定为70μg/d[24]。澳大利亚和新西兰一起进行全民硒摄入量调查[25]，基于中国实验数据制定本国的硒营养素参考值：平均需要量为52μg/d，推荐摄入量为60μg/d（男性）和55μg/d（女性）[26]。英国也开始对成年健康人群的膳食硒营养素参考摄入量进行标准化，推荐摄入量为75μg/d（男性和哺乳期女性）和60μg/d（非哺乳期女性）[27]。加拿大则认为，膳食硒营养素参考摄入量无性别差异，均为55μg/d。德国、奥地利、瑞士也开始重视硒的研究，由德国营养协会牵头进行调查分析，最终一起制定了3个国家的膳食硒营养素参考摄入量的标准。

世界卫生组织（WHO）非常关注硒摄入量的问题，在1990年召开了"微量元素在人体营养中的作用"会议。会议上，专家委员建议采用适宜膳食硒需要量的实验值作为膳食推荐摄入量的基数值，WHO计算了硒的最低需要量（所需摄入量可以满足预防克山病和临床相关的饮食不足），得出19μg/d的日硒摄入量可以防止克山病的发生，按体重校正后，得出推荐摄入量为34μg/d（男性）和26μg/d（女性）。WHO居民硒营养素推荐摄入量如表2.3所示。

表2.3　WHO居民硒营养素推荐摄入量

单位：μg/d

年龄/岁	男	女
0~	6	6
0.3~	10	10
1~	17	17
4~	22	22
7~	21	21
10~	32	26
13~	34	26
15~	34	26
19~	34	26
65~	33	30
孕妇		29
乳母		39

硒广泛分布于人体组织中。其中,肝、肾中的含硒量最高,肌肉、血液、骨中次之,脂肪中最低。人全血硒浓度为40~80μg/100ml,家畜红细胞血硒浓度为10~36μg/100ml。硒在机体内主要以蛋白质形式存在,硒蛋白种类应用活体 ^{75}Se 标记。从动物组织中分离出的硒蛋白,在谷胱甘肽过氧化物酶(GPx)和磷脂氢谷胱甘肽过氧化物酶(PHGPx)中以SeCys形式存在,在血红蛋白和血浆白蛋白中则以硒代甲硫氨酸(selenomethionine, SeMet)形式存在。

在体内,天然有机硒的生物利用率高于无机硒(Na_2SeO_3、Na_2SeO_4)。美国 Vinson 研究无机硒和天然有机硒的相对生物利用率结果是:以无机硒(Na_2SeO_3)为100%,天然有机硒在血液中的利用率为60%(氨基酸螯合物)和122%(硒酵母);在肝脏中,天然有机硒利用率为146%(氨基酸螯合物)和226%(硒酵母)。中国农业科学院证实,天然有机硒在血液中的生物利用率为无机硒的117%,在肝脏中为118%,在心脏中为148%。

2.2.2 硒的吸收和代谢

硒以有机形式(SeMet和SeCys)或无机形式(亚硒酸盐或硒酸盐)从食物或膳食补充剂中被人体吸收。硒的生物利用度取决于硒的化学形式,并影响其在体内的分布。

硒的吸收主要发生在十二指肠和盲肠[28]。正常生理条件下,几乎所有形式的硒(包括无机硒和有机硒)都可被吸收,总吸收效率为70%~90%[29]。但几类元素会降低硒的吸收速率,如硫、铅、砷、钙和铁(Fe^{3+})。Fe^{3+}可以将硒沉淀,将其转化为不能被肠细胞吸收的复合形式;而硫在浓度超过一定范围后,通过竞争受体,降低硒的吸收[30]。

肝脏是硒的代谢中心,通过生成硒的代谢物来调节全身硒的分布,并通过血浆将硒蛋白P分布到其他组织。硒的代谢可分为两部分:在硒化氢(HSe^-)中间体的下游,所有来自膳食的硒化合物都会参与硒蛋白合成、甲基化和排泄途径;而在 HSe⁻ 中间体的上游,每种化合物的代谢途径都是独特的,但不同结构的含硒化合物最终都被还原成 HSe⁻。HSe⁻ 是利用和排泄硒的主要形式。

亚硒酸盐在 TrxR 和硫氧还蛋白的作用下可以直接还原成 HSe⁻[31]。Ganther 等发现在还原型谷胱甘肽(GSH)存在时,亚硒酸盐可以与谷胱甘肽反应生成硒代谷胱甘肽(selenodiglutathione, GSSeSG);GSSeSG 在谷胱甘肽还原酶及 NADPH 的作用下还原成谷胱甘肽硒基硫醚(selenenylsulfide, GSSeH);最后,GSSeH 与 GSH 反应,产生 HSe⁻。硒酸盐通过相同的途径还原成硒化合物,从而被蛋白质同化[32]。

硒代氨基酸 SeMet 和 SeCys 通过转运蛋白介导的跨细胞膜途径被吸收,且含硫类似物会与其竞争转运蛋白。其中,SeMet、硒-甲基硒代半胱氨酸(SeMCys)和 SeCys,通过一系列肠(或肾)的氨基酸转运蛋白进行有效的转运[33]。

SeMet 主要通过 Na⁺ 依赖过程被吸收,也可非特异性地随机替代甲硫氨酸掺入蛋白质,例如血红蛋白中[34]。SeMet 可以在肠细菌甲硫氨酸酶的作用下直接释放 HSe⁻,也可经过反式硫化途径(trans-sulfuration pathway)转化为 SeCys,即 SeMet 在胱硫醚 β-合酶(cystathionine β-synthase)和胱硫醚 γ-裂解酶(cystathionine γ-lyase)的作用下转化成 SeCys[35]。通过蛋白质分解代谢而释放的 SeMet 也以相同的方式进入代谢相互转化过程。

SeMCys 的吸收途径与 SeMet 相似。饮食中的 SeMCys 可以在胱硫醚 γ-裂解酶催化下转化成甲基硒(CH₃SeH)[36],继而去甲基生成 HSe⁻。Dong 等推测,硒-二肽(Se-dipeptide, GGSeMCys)可能是 SeMCys 的载体[37]。肠道中大多数 GGSeMCys 被 γ-谷氨酰转肽酶(γ-glutamyl transpeptidase)水解,释放 SeCys,从而被吸收利用。同时,一定量的 GGSeMCys 也可以类似于 SeCys 的方式被胃肠道吸收,SeCys 在硒代半胱氨酸 β-裂解酶(selenocysteine β-lyase)的作用下释放 HSe⁻。

人体中硒的排泄有两种可能途径：甲基化和硒糖通路。在这两种途径中，硒均被甲基化。主要代谢物的比例取决于硒的形式和状态，并且硒排泄代谢产物的种类和数量具有明显的个体差异。

2.3　硒的主要健康作用

硒是人体必需的一种非金属微量元素。近年来越来越多的研究发现，体内硒水平低可能是导致人类某些重疾病发生的原因之一。硒在体内的活性形式——硒蛋白发挥着重要医药保健作用，对多种疾病（如克山病和大骨节病、心血管疾病、癌症、阿尔茨海默病/帕金森病等）具有防治作用。

（1）防治克山病和大骨节病

硒作为一种与人体健康密切相关的微量元素，其在人体内的含量与其生理作用呈现明显的 U 形关联，硒的缺乏或过量都会对人体造成很大的危害。严重的硒缺乏与两种地方性疾病直接相关，具体为发生在中国和俄罗斯缺硒地区的克山病及大骨节病。

克山病是以心肌坏死为主要表现的一种地方性心肌病，在中国西北地区较流行。大骨节病常表现为软骨关节变形。克山病患者体内脂质过氧化物产生增多，活性增强，进而诱发自由基代谢紊乱、心肌纤维坏死、心脏收缩能力减弱、心肌毛细血管和小动脉损伤，最终引起心力衰竭而死亡。

另外，缺硒会引起软骨内化骨过程发生障碍，诱发大骨节病。补充足够硒后，含硒的 GPx 可诱使脂质过氧化物分解，避免该酶引起的一系列过氧化反应，维护心肌细胞膜的完整性，软骨内化骨过程也能够顺利完成，从而避免心肌坏死和骨关节变形。

（2）抗氧化作用

硒能够清除人体内某些自由基。生物体内催化氧化还原反应的酶主要有谷胱甘肽还原酶、过氧化物酶、过氧化氢酶、超氧化物歧化酶，以及谷胱甘肽过氧化物酶(GPx)和磷脂氢谷胱甘肽过氧化物酶(PHGPx)两种含硒酶。这两种含硒酶,特别是GPx,常与其他抗氧化酶一起构成抑制脂质过氧化作用的系统,清除氧化过程产生的自由基,防止脂质氧化[38]。

硒对心血管系统可能有保护作用,这是因为谷胱甘肽过氧化物酶能够对抗脂质的氧化和降低血小板的聚集。氧化应激可以定义为抗氧化防御系统与自由基之间的不平衡,会损伤血管内皮细胞从而加剧心血管疾病,如动脉粥样硬化、高血压和充血性心力衰竭。硒蛋白能够参与细胞抗氧化防御系统,故硒的补充被推测有助于心血管疾病的治疗和预防[39]。

另外,硒的含量与血液携氧能力密切相关。当血液中硒浓度降低时,血红蛋白被氧化,携氧能力降低,硒含量升高,血红蛋白主要处于还原状态,携氧能力就会增强[40]。血液中硒含量与血液中血红蛋白的携氧能力密切相关。

(3)防癌作用

补充硒可以降低肝、食管、胰腺、前列腺、结肠和乳腺癌发病率。硒主要通过以下方式防癌抗癌:以GPx形式消除体内自由基,将过氧化物还原为羟基化合物;降低羟化酶的活性和致突变性(这些酶类会激活机体致癌源);修复脱氧核糖核酸。这些过程能够保护细胞膜的完整性,还具有抗细胞癌变的作用。

对癌症的影响具有动物种属、剂量和癌症类型特异性,并且可能受到基因型的影响。对于食管、胃、小肠、结直肠、胰腺、肝和胆道等胃肠癌症,硒补充与胃肠癌症发病率降低有关[41],对结直肠癌也有预防作用[42]。另有研究结果表明,结直肠癌风险与血清硒水平升高之间存在负关联,这在女性中更为明显[43]。硒的缺乏显著促进甲基苄基亚硝胺(NMBzA)诱导的食管肿瘤发生,而氧化应激和DNA损伤可能是NMBzA在大鼠食道中诱导致癌作用的关键途径之一[44]。

原发性肝癌(如肝细胞癌)和肝内胆管癌是常见的癌症类型,癌症死亡率很高[45]。越来越多的实验和观察证据表明,微量元素硒的最优摄入量有助于预防和治疗肝癌。人的原代肝细胞和动物体内的数据表明,硒在肝癌发生和治疗中有积极作用[46]。在肝癌的直接致病因素中,由病毒性肝炎转化的肝癌占到很高的比例。而低硒的摄入被认为增加了病毒感染的易感性,这可能是病毒性肝炎和肝癌相互转化的主要机制之一。从对慢性乙型肝炎病毒或丙型肝炎病毒携带者的研究中发现,肝细胞癌发生风险与血浆中硒浓度呈负相关[47]。

(4)防治神经系统疾病

大脑的硒分布具有明显的区域特征,在灰质和腺体部位分布较多。在膳食硒缺乏的条件下,由于硒层级的存在,体内各器官的硒含量明显不同。硒对大脑的供应和在大脑中的储存优先于其他器官[48],且硒供体基因的敲除伴随着严重神经功能障碍的发生[49]。这些结果表明,硒蛋白在脑中有重要作用,这可能与因氧消耗升高而高度暴露于氧化应激相关。

阿尔茨海默病是一种神经退行性疾病,其关键病理特征为β-淀粉样蛋白聚集体(斑块)细胞外沉积以及超磷酸化τ蛋白的细胞内沉淀[50]。Rueli等在阿尔茨海默病患者死后的脑中发现,硒蛋白P可能通过抗氧化作用或通过将硒转运合成为其他抗氧化硒蛋白,从而保护神经元免受氧化损伤[51]。Du等发现,硒蛋白P和Sec-to-Cys突变型硒蛋白M中富含His的结构域,能够结合过渡金属离子,调节Zn^{2+}介导的β-淀粉样蛋白聚集,减少活性氧产生,降低神经毒性[52]。

帕金森病是另一种神经退行性疾病,其主要的病理改变为黑质中丧失大量多巴胺能神经元以及出现路易体。正常条件下,在黑质中可观察到极高水平的硒蛋白表达[53]。多巴胺能神经元易受到氧化损伤,故氧化应激对帕金森病发病机制起着核心作用。硒蛋白P位于黑质神经元的细胞体、轴突和突触前末梢,且在帕金森病患者中硒蛋白P与路易体共定位[54]。与硒蛋白P一样,GPx4在帕金森病患者脑的黑质中也减少,但相对于存活的神经元,其蛋白密度增加;同时,GPx4与多巴胺能神经元中的色素NM共定位,并且可以在不存在谷胱甘肽的情况下促进色素NM的产生[55]。

(5)防治糖尿病

Ⅱ型糖尿病的发生是由于胰岛素分泌缺陷和胰岛素抵抗作用。GPx1的过度表达或者基因敲除会改变细胞内活性氧状态,随后对胰岛素的合成和分泌进行调节。H_2O_2作为胰岛素信号传递中的第二信使,发挥着重要作用。H_2O_2氧化Cys残基,导致酪氨酸磷酸酶1B(tyrosine phosphatase 1B,PTP-1B)、磷酸酶(phosphatase)和张力蛋白同源蛋白(tensin homolog protein,PTEN)失活。PTP-1B使胰岛素受体底物(insulin receptor substrate,IRS)失活,而PTEN抑制磷脂酰肌醇3-激酶(phosphatidylinositol 3-kinase,PI3K),使得葡萄糖摄取的信号通路产生总体刺激。GPx1会减少H_2O_2在细胞内的含量,因此对上述H_2O_2介导的信号级联具有抑制作用[56]。硒与Ⅱ型糖尿病的相关性比较复杂,硒含量升高可能造成GPx1及其他硒蛋白(包括SelS和SelP等)的活性升高,使得胰岛素的合成和分泌增加,导致高胰岛素血症(hyperinsulinemia);但是,过度消除细胞内H_2O_2,减弱PTP-1B和PTEN等的氧化抑制,会加剧胰岛素抵抗,故硒的浓度升高可能具有致Ⅱ型糖尿病作用。目前仍有很多机制不清楚,尚待研究。

(6)提高人体免疫力

硒蛋白同样在炎症和免疫中发挥重要作用,硒蛋白参与驱动先天与适应性免疫反应细胞的活化、增殖和分化。膳食硒和硒蛋白不仅参与启动或增强免疫力,而且还参与免疫调节,这对于预防自身免疫或慢性炎症的过度反应至关重要。通过介导H_2O_2的作用,GPx可以作为白细胞活化的第二信使。H_2O_2直接作为用于氧化邻近Cys残基的信号分子和用于氧化还原调节的Cys残基形成二硫键,导致其激活状态的改变。在这种情况下,H_2O_2被GPx耗尽,这可能会中断信令过程[57]。Hoffmann等研究发现,在$CD4^+$ T细胞活化期间,膳食硒水平可调节游离巯基表达和特异性信号传导事件,影响其增殖和分化[58]。

硒水平对巨噬细胞二十烯类物质合成产生特异性影响,从而影响促炎和抗炎前列腺素(PG)之间的平衡。在COX-1和COX-2的作用下,花生四烯酸(AA)形成前列腺素H2(PGH2),PGH2随后在特异性PG合成酶、微粒体PGE合成酶-1、血栓烷合成酶和PGD合成酶(PGDS)的作用下,分别形成前列腺素E2(PGE2)、血栓素A2和前列腺素D2(PGD2)[59]。在炎症分解阶段,AA的代谢从产生PGE2转变为生成PGD2及其下游产物15d-PGJ2[60]。

H-PGDS是巨噬细胞中催化PGH2转化为PGD2的酶,H-PGD2受巨噬细胞氧化还原状态的调节,取决于它们的硒状态以及差异性调节过氧化物酶体增殖物激活受体γ和NF-κB[61]。由此,硒作用于AA的代谢转向PGD2的产生,从而促进炎症消退。Pan等还发现饮食缺硒会降低SelT的表达及其对氧化应激的调节,并且抑制免疫应答的多效机制[62]。

(7)维持甲状腺正常功能

硒对甲状腺发挥正常功能起着重要作用。当人体甲状腺激素分泌不足或紊乱时,便会出现痴呆等症状。甲状腺激素的浓度受甲状腺脱碘酶的影响,其能够分解甲状腺激素,降低甲状腺激素的浓度,而硒的存在能够抑制甲状腺脱碘酶的活性,这种相互制约的平衡状态能将甲状腺激素控制在正常水平。硒是维持甲状腺功能所必需的元素,主要通过脱碘酶等硒蛋白发挥生物学功能,并在甲状腺激素的合成和功能上具有重要作用。此外,硒浓度低会导致甲状腺自身免疫,因此硒缺乏在自身免疫性甲状腺炎的发病机制中至关重要;且由于其对细胞周期的调节,硒浓度的降低会对甲状腺癌的发展产生影响[63]。

(8)保护视觉器官

硒对视觉器官的作用极为重要,视网膜细胞、虹膜和晶状体中均含有极为丰富的硒[64]。硒的补充对眼睛视力功能至关重要。GPx和维生素E共同作用,降低视网膜的氧化损伤,保护人体正常视功能。硒参与眼中光感受器使光子转换为电信号的能量转换过程。现已发现,白内障患者眼晶状体中硒含量一般只有正常人的1/6,补硒可改善视敏度,阻止白内障形成。

(9)解毒作用

硒能结合重金属离子,防止重金属中毒。硒在人体内通常以带负电荷的形态存在,可以与带正电荷的有害重金属离子结合,形成金属-硒-蛋白质复合物,最终把有害重金属离子排出体外,起到解毒作用。有学者研究发现,硒对汞、甲基、汞、砷、铅、镍、锌、顺铂等都有减毒作用[65]。

此外,硒过量对人体健康也会造成很大影响。急性单次口服极高水平的硒会引发恶心、呕吐、腹泻,偶尔出现心动过速;而多次口服摄入非常高的硒,在硒代谢中,会引发脱发等症状。相关毒性效应主要由内分泌紊乱造成,包括甲状腺激素和生长激素的合成以及胰岛素样生长因子的代谢紊乱。

2.4 硒的医药健康产品形式

目前,以有机硒化合物为靶点的防治心血管疾病、抗肿瘤、抗病毒、免疫调节及神经保护类有机硒药物,因其广泛的生物学活性,成为药物研发的热点。

(1)心血管医药产品

硒不仅作为抗氧化酶系组分,影响GPx的活性而发挥抗氧化作用,而且可以通过直接清除血液自由基而发挥抗自由基损伤作用。有机硒化合物能够显著降低心血管患者的死亡率,这可能与硒元素能清除体内的氧自由基、保护心肌细胞免于氧化应激损伤有关。此外,硒能够降低血管壁的压力,扩增外周血管,增强血管壁的柔韧性,减少血栓形成,降低心梗及脑梗的发生率[66]。血硒水平是血管疾病的风险因素,高血硒水平可以降低心血管风险,有助于保持心脏健康。

多巴胺β单氨合酶(DBM)为儿茶酚胺体内代谢的关键酶,可以调节肾上腺素活性,部分DBM介导的抑制剂及假底物能够表现出抗高血压作用,因此DBM为抗高血压的一个潜在治疗靶点。硒能够调节DBM的活性,进而影响肾上腺素分泌,从而发挥抗高血压的作用。4-OH-α-CH$_3$PAESe(HOMePAESe)是第一个口服有效的DBM抑制剂类的含硒抗高血压化合物[67],其具有苯基氨乙基硒结构,能够竞争性抑制DBM的活性,发挥降血压作用。目前临床上使用的抗高血压药物主要作用机制为阻断肾素-血管紧张素-醛固酮系统、阻断钙离子通道、抑制交感神经系统、利尿等。

依布硒(ebselen)的化学名为2-苯基苯并异硒唑-3-酮,它能够模拟GPx的作用,清除体内的氧自由基,增强机体的抗氧化能力。依布硒在缺血性脑卒中、动脉粥样硬化的治疗中都可发挥显著作用;同时其在多种炎症模型中也表现出较好的抗炎活性,没有非甾体抗炎药的胃肠道刺激,因此临床上也可用于骨关节炎及类风湿性关节炎的治疗等[68]。

福沙坦(fonsartan)是一种沙坦类血管紧张素Ⅱ受体拮抗剂,能够选择性作用于血管紧张素AT1受体亚型,舒张外周血管,使血压降低,较其他抗高血压药物副作用更低,对血管的保护作用更强。Grange等研究发现,用硒原子替代福沙坦分子中的硫原子,得到硒代福沙坦(seleno fonsartan),仍然作用于血管紧张素AT1受体亚型,且可以保持降血压效果[69]。

(2)抗肿瘤医药产品

有机硒化合物可以通过抑制肿瘤细胞生长、诱导肿瘤细胞凋亡、影响肿瘤细胞周期、抑制肿瘤血管形成以及抗氧化还原、清除活性氧自由基等途径发挥抗肿瘤作用。此外,有机硒化合物能够增强化疗药物的敏感性,降低化疗诱导的毒副作用,使化疗药物的靶向性提高,同时保护正常组织免于化疗药物的损伤。这可能与有机硒化合物上调DNA损伤调节的细胞周期检验点激酶2(checkpoint kinase 2,chk2)的磷酸化水平、下调细胞分裂周期蛋白6(cell division cycle 6,CDC6)的表达、诱导预凋亡DNA碎片的增加以及刺激半胱天冬酶3(caspase-3)的激活并诱导肿瘤细胞凋亡有关[70]。

　　亚硒酸盐在细胞内主要通过与谷胱甘肽作用,代谢为硒代谷胱甘肽(GSSeSG),并产生超氧根离子O^{2-},从而发挥细胞毒作用[71]。由于肿瘤细胞中GSSeSG代谢旺盛,因此肿瘤细胞较正常细胞对亚硒酸盐的细胞毒作用也更敏感。亚硒酸盐的抗肿瘤作用显著,但对正常组织的毒副作用不可避免。

　　硒代甲硫氨酸(SeMet)能够显著抑制结肠癌、肺癌、乳腺癌、前列腺癌及黑色素瘤细胞的生长[72],但需要较高的浓度才能发挥抗肿瘤效应,学者正在探索将SeMet与放化疗进行联用,以提高治疗效果。而硒代甲基半胱氨酸(Se-methylselenocysteine,MSC)微克级浓度就能有效抑制结肠癌及乳腺癌细胞的生长。此外,MSC还能够通过抑制肿瘤血管生成来削弱肿瘤细胞增殖,并通过促进血管成熟来增加化疗药物向肿瘤部位的递送,提高化疗效果。例如,MSC能够增强伊立替康和他莫昔芬的抗肿瘤效果,并使其毒副作用降低;MSC能够提高异种移植肿瘤模型中肿瘤细胞对顺铂及奥沙利铂的敏感性,减缓肿瘤化疗耐药的产生[73]。

　　硒代胱氨酸因其显著的抗肿瘤效应和对肿瘤细胞的高选择性,而备受研究者的重视。体外实验结果证实,硒代胱氨酸对人黑色素瘤细胞、头颈癌细胞及肺癌细胞都有显著的杀伤作用。硒代胱氨酸能够增强5-氟尿嘧啶对黑色素瘤细胞的杀伤作用。硒代胱氨酸还被证实能够在不影响小鼠体重的同时,显著抑制裸鼠移植瘤的生长。尽管硒代胱氨酸的抗肿瘤效应超过SeMet,但低稳定性和低溶解性的缺点严重阻碍了其作为抗肿瘤药物的研发[74]。

　　氧代硒化合物甲基亚硒酸(methylseleninic acid,MSA)具有较强的抗肿瘤活性。研究已明确,MSA能够抑制肺癌、前列腺癌及乳腺癌的发展,且MSA对上皮型肿瘤细胞的小鼠模型也有效[75]。不仅如此,通过前列腺癌小鼠模型研究发现,MSA不会导致小鼠体重减轻或其他毒副作用的发生。此外,MSA还能够增强紫杉醇对乳腺癌的治疗作用[76]。Plano等合成了一系列喹唑啉及吡啶类的有机硒化合物,其中许多有机硒化合物在低浓度下都具有广谱的人肿瘤细胞杀伤作用[77]。

有机硒氰酸也是抗肿瘤药物研发的热点。对苯二亚甲基硒腈被发现具有抗口腔癌细胞活性的作用[78]。

苯烷基异硒氰酸酯(phenylalkyl isoselenocyanates)对于黑色素瘤、前列腺癌、乳腺癌、胶质母细胞瘤、恶性肉瘤、结直肠癌,在体内外都具有较好的抑制作用,而其对肿瘤的抑制效果与侧链的长度有关(亲脂性增加,活性改善,当 $n=4$ 时效果最好)[79]。

(3)免疫调节医药产品

硒化硫酸软骨素(SeCHS)可显著提高机体谷胱甘肽过氧化物酶的活性,从而改善机体的免疫系统。硒酸酯多糖和复方硒酸酯多糖可提高机体抗体的水平,促进机体的细胞免疫功能。Rafferty 等的研究表明,紫外线 B (ultraviolet B,UVB)照射诱导的恶性肿瘤患者使用200nmol/L的硒代甲硫氨酸进行预治疗,可使白细胞介素10(IL-10)的水平降至正常,显著抑制细胞因子的释放以及细胞免疫功能[80]。对于一类抗癌新药乙烷硒啉,进一步的研究表明,其作用于脾靶器官,可以诱导脾淋巴细胞分化及增殖,上调CD8$^+$阳性T细胞的比例,增加自然杀伤细胞的活性,提高机体细胞免疫的水平[81]。

(4)抗病原微生物医药产品

硒可以抑制细菌表面生物膜的形成,进而发挥抑菌效果,与多黏菌素和制霉菌素类抗菌药物的作用机制类似。研究发现,(N-硒代吗啉基)甲基膦酸二苯酯的抗菌效果较明显,有望成为一类新的抗菌剂[82]。Xi 等合成了吗啉类含硒化合物,活性测试结果表明,其对金黄色葡萄球菌有较强的抑制效果[83]。部分依布硒的杂氮化合物具有显著的抗细菌、抗真菌及抗病毒活性[84]。这类有机硒化合物在体外对金黄色葡萄球菌、溶血性葡萄球菌、大肠杆菌、铜绿假单胞菌、肺炎克雷白杆菌、白色念珠菌、黑曲霉以及1型单纯疱疹病毒(HSV-1)、脑心肌炎病毒(EMCV)、水泡性口炎病毒(VSV)均具有抑制作用,尤其对HSV-1、EMCV及革兰阳性菌、金黄色葡萄球菌属具有显著的抑制作用,但对革兰阴性菌效果较差。部分依布硒衍生物对酵母菌、丝状真菌也有抑制作用[85]。同样，对 HSV-1、EMCV 有显著抑制作用的还有硒唑呋林。具有 β-内酰胺类结构的有机硒化合物具有与 β-内酰胺类抗生素相近的抗菌活性[86]。硒氮杂苯衍生物对大肠杆菌、金黄色葡萄球菌都有显著的抑制作用，而 2-取代噻唑基苯并异硒唑-3（2H）-酮衍生物则对真菌有显著抑制作用[87]。

（5）保护神经医药产品

目前已有药物的神经保护功能主要包括加强神经元生成和促进神经元分枝。有机硒化合物因具有显著的抗氧化能力，表现出一定的神经保护作用，有望被用于精神分裂症及精神障碍的治疗。二苯基二硒醚已被证明具有保护神经的作用，能够透过血脑屏障，改善脑部的功能障碍以及降低尼芬那宗（nifenazone）死亡率[88]。研究发现，依布硒也是一种神经保护剂，它能够模拟锂离子，发挥抗躁狂的作用，有望被用于治疗躁郁症。体内实验证明，依布硒和二苯基二硒醚可通过促进细胞骨架蛋白的磷酸化进程，以抑制甲基汞及二苯基二碲的中枢神经毒性，且抑制效果呈现了剂量依赖性[89]。

近年研究发现，有机硒化合物有防治阿尔茨海默病的作用，硒酸钠在具有显著低于亚硒酸钠的生理毒性的同时，对蛋白磷酸酯酶 2A（protein phosphatase 2A，PP2A）的激活效果强于其他有机硒化合物[90]。研究表明，阿尔茨海默病小鼠脑内会随月龄增长逐渐出现金属离子的富集，而在口服硒酸钠的小鼠脑内，此富集作用得到了明显缓解。由此可见，硒酸钠可以调节影响阿尔茨海默病进程的主要金属离子的含量，通过改变金属离子之间关联性或相应的功能蛋白表达而影响阿尔茨海默病的进程[91]。

2.5　本章小结

硒是人体所必需的重要微量营养元素，与机体多个代谢通路有关，如抗氧化功能和免疫功能等。含硒蛋白质更是人体内许多关键酶的组成部分。

根据生理功能,硒蛋白可以分为抗氧化类、调节激素、调节矿质元素、其他等四大类,涉及谷胱甘肽过氧化物酶、硒蛋白 B、硒蛋白 O、硒蛋白 H、硫氧还原蛋白还原酶、前列腺上皮硒蛋白等,能够有效防治克山病和大骨节病、心血管疾病、癌症、阿尔茨海默病/帕金森病等多种疾病。

硒对人体健康发挥着重要的作用,并广泛分布于人体体内组织。其中,肝、肾中的含硒量最高,肌肉、血液、骨中次之,脂肪中最低。肝脏是硒的代谢中心,它通过生成硒的代谢物来调节全身硒的分布,并通过血浆将硒蛋白 P 分布到其他组织。人体硒摄入量过高或过低都会导致健康风险。国内外对人体硒需要量都开展了相关研究。

目前,全球已经开发出多种硒医药产品形式,包括心血管医药产品、抗肿瘤医药产品、免疫调节医药产品、抗病原微生物医药产品、保护神经医药产品等。其中,依布硒及乙烷硒啉是目前正在进行临床研究的、具有临床应用前景的有机硒类候选药物。

第3章 国内外含硒医药技术专利的总体发展

随着不断深入认识硒在医药领域的重要作用,科学家们对含硒医药技术开展广泛研究,尤其在含硒药物研制上取得许多成果。我们主要从专利分析的角度开展含硒医药技术的系统分析,期望进一步梳理含硒医药技术的创新成果。

3.1 含硒医药技术专利分析方法

3.1.1 研究对象和分析方法

本章及后续章节的研究对象是全球含硒医药技术专利。为了揭示全球含硒医药技术的知识产权发展状况,对含硒医药领域的关键技术开展全球知识产权的检索与分析,其间我们采用了文献调研法、分类法、专家咨询法、专利计量法等方法。

①文献调研法。开展含硒医药技术论文、会议、网络信息等方面的调研,了解硒医药健康相关技术。

②分类法。根据含硒医药技术,从医药、医疗、医药检测开展分析。

③专家咨询法。在初步建立含硒医药技术专利清单的基础上,通过专家咨询与建议,修改完善并确定专利清单。

④专利计量法。通过技术专利关键参数信息检索,对含硒医药技术专利的整体状况、关键技术专利、核心专利等全球发展的特点、趋势、现状等开展专利计量分析。

3.1.2　数据库和检索式构建

为了准确检索全球含硒医药技术的技术专利,选择德温特创新索引(Derwent innovations index,DII)、Innography、中国科学院专利在线分析系统作为专利检索数据库。

DII是检索全球专利的最权威的数据库,收录来自美国、日本、英国、法国、德国、韩国、欧洲专利局、世界知识产权组织等超过40个国家或机构的专利数据。专利覆盖范围可追溯至1963年,引用信息可追溯至1973年。

Innography是基于网络的专利检索与分析平台,数据源包括超过90个国家和地区的专利,具有专利强度指标、专利无效检索与侵权检索、诉讼专利检索与分析等功能。

中国科学院专利在线分析系统是在国家知识产权局与中国科学院知识产权合作的框架下,由国家知识产权局提供数据,授权在中国科学院范围内使用的专利分析系统。

检索数据时间为1963年至检索日期(2019年6月30日)。检索结果主要包括以下三方面。

(1)医药、药物专利(9733件)

关键词:硒(selenium),亚硒酸盐(selenite),硒酸盐(selenate),有机硒(organoselenium),硒代甲硫氨酸(selenomethionine),硒代谢(selenious),硒蛋白(selenoprotein),硒化物(selenide),硒醇(selenol),硒代半胱氨酸(selenocysteine),硒醚(selenoether),药品、药物、医药(medicine, medicament, pharmaceutical, pharmacy)。

（2）医疗（设备、装置、过程或方法）专利（1141件）

关键词：硒（selenium），亚硒酸盐（selenite），硒酸盐（selenate），有机硒（organoselenium），硒代甲硫氨酸（selenomethionine），硒代谢（selenious），硒蛋白（selenoprotein），硒化物（selenide），硒醇（selenol），硒代半胱氨酸（selenocysteine），硒醚（selenoether），医疗器械、设备（medical device，medical apparatu，medical appliance）。

（3）检测、测量专利（173件）

关键词：测试硒（testing selenium），测量硒（measuring selenium），检测硒（detecting selenium），检测无机硒（detecting inorganic selenium），检测有机硒（detecting organic selenium），硒测定液体（selenium assaying liquid），硒含量（selenium content），硒浓度（selenium concentration），硒形式（selenium form），硒离子（selenium ion），测试（test），测量（measure），检测（detect），确定（determin）。

综合考虑以上检索式，共检索到全球含硒医药技术专利10521件。

3.2　全球含硒医药技术专利概况

全球含硒医药技术专利（基于优先权专利）的发展态势如图3.1所示[①]。优先权专利可以较为准确地反映专利的年度发展状况。总体来看，含硒医药技术专利申请数量总体上呈现增长态势。1990—1996年是含硒医药技术专利的起步萌芽期，专利申请较少；1997—2009年是含硒医药技术专利的高速增长期，全球相关专利增长迅速，从年均150件增长至年均800件以上的水平；2010—2019年是含硒医药技术专利的平缓发展期，专利申请数量有增有降，每年申请数量在800件左右波动。

---

① 由于专利从申请到公开到数据库收录，会有一定延迟，图中2018年和2019年的数据可能大幅小于实际数据，仅供参考。数据时间截至2019年6月30日，下同。

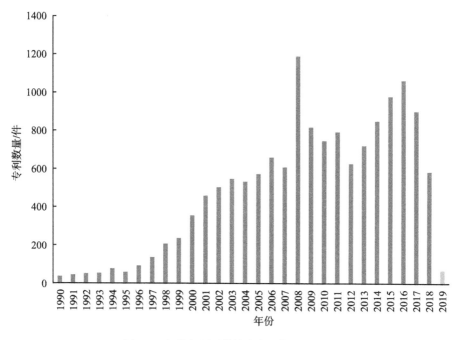

图3.1 全球含硒医药技术专利的发展态势

全球含硒医药技术专利涉及医药、医疗、检测等领域(图3.2)。医药包括药品、药物、制剂等,相关专利达到9733件,占全球含硒医药技术专利总量的92.5%;医疗包括设备、装置、过程或方法等,相关专利达到1141件,占全球含硒医药技术专利总量的10.8%;检测包括测量、检验等,相关专利达到173件,占全球含硒医药技术专利总量的1.6%[②]。

根据国际上公认的学科、技术与专利的分类方法(IPC分类法),结合含硒医药技术的特点,全球含硒医药技术专利主要涉及代谢性疾病治疗、神经系统疾病治疗、抗肿瘤、消化系统疾病治疗、心血管疾病治疗、抗感染、免疫性疾病治疗等(图3.3)。其中,代谢性疾病治疗含硒技术专利最多,达到1747件;神经系统疾病治疗含硒技术专利和抗肿瘤含硒技术专利都超过1000件,分别为1229件和1161件。

---

② 由于存在专利同时对应医药、医疗、检测多个领域的情况,专利数量存在重复计数,因此医药、医疗、检测领域的专利占比之和大于100%。

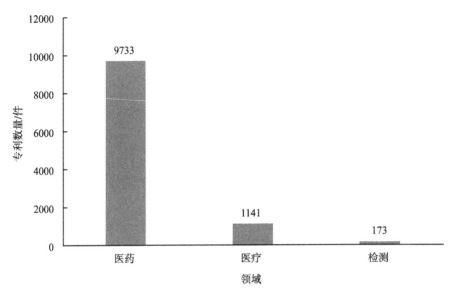

图3.2　全球含硒医药技术专利在医药、医疗、检测领域的分布

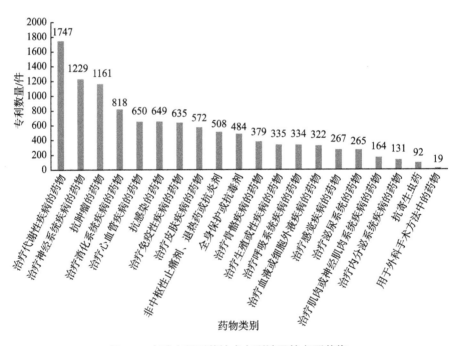

图3.3　全球含硒医药技术专利涉及的主要药物

3.3　全球主要国家/地区分布和发展趋势

全球含硒医药技术专利(基于优先权专利)的国家/地区分布如图3.4所示,优先权专利数量列前10位的是中国、美国、加拿大、日本、韩国、欧洲专利局、德国、俄罗斯、澳大利亚、巴西。从同族专利受理数量来看,这些国家/地区也是相关专利受理数量最多的国家/地区。其中,中国和美国是全球含硒医药技术专利的主要研发国家。中国优先权专利数量为4420件,占全球对应总数的42.0%;美国优先权专利数量为3294件,占全球对应总数的31.3%。

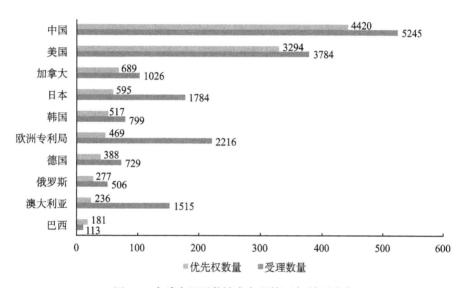

图3.4　全球含硒医药技术专利的国家/地区分布

中国、美国等主要国家含硒医药技术专利的发展态势如图3.5所示。美国较早开始申请含硒医药技术专利,并在1996—2006年快速发展,但从2007年开始,其专利申请数量呈现下降趋势。中国在2005年之前,含硒医药技术专利申请较少,从2005年开始快速发展;2008年和2009年专利数量的激增是由于北京冠五洲生物科学研究院、苏州知微堂生物科技有限公司、北京利千秋科技发展有限公司申请大量专利;虽然专利数量在2011—2012年出现下滑,但2012年后重新快速发展。

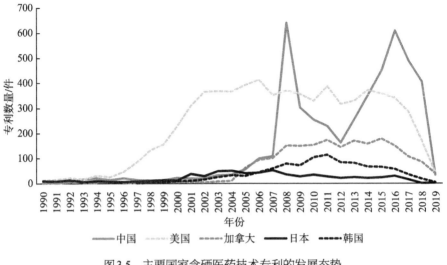

图3.5　主要国家含硒医药技术专利的发展态势

3.4　全球主要专利权人分布和技术布局

　　全球含硒医药技术专利申请数量较多的前17位专利权人及其专利数量如图3.1所示。这些专利权人均为机构,专利数量均不少于22件。其中,虽然北京冠五洲生物科学研究院、苏州知微堂生物科技有限公司、北京利千秋科技发展有限公司等中国公司专利数量排名靠前,拥有较多专利,但多数专利处于无效状态。雅培制药公司、加利福尼亚大学、Affinium医药公司、Immunomedics公司等美国公司开展较多专利布局。

表3.1　全球含硒医药技术主要专利权人及其专利数量

排名	专利权人	国家	专利数量/件	申请年份
1	北京冠五洲生物科学研究院	中国	502	2006—2010
2	苏州知微堂生物科技有限公司	中国	214	2009—2011
3	北京利千秋科技发展有限公司	中国	185	2008—2016
4	劲膳美生物科技股份有限公司	中国	131	2014—2016
5	雀巢公司	瑞士	73	1995—2019
6	纽迪希亚公司	荷兰	68	1998—2018

排名	专利权人	国家	专利数量/件	申请年份
7	南通蛇类治疗研究所	中国	66	2014—2018
8	雅培制药公司	美国	55	1986—2018
9	加利福尼亚大学	美国	44	1972—2019
10	暨南大学	中国	34	2005—2018
11	Affinium医药公司	美国	32	2001—2006
12	西门子公司	德国	30	1982—2016
13	Immunomedics公司	美国	28	1999—2019
14	宝洁公司	美国	28	1999—2018
15	德克萨斯大学	美国	26	1998—2019
16	新加坡科技研究局	新加坡	23	2005—2018
17	Nattermann&Cie公司	德国	22	1980—1998

上述主要专利权人在含硒医药技术专利方面的技术布局如表3.2所示。北京冠五洲生物科学研究院、北京利千秋科技发展有限公司较为关注代谢性疾病和神经系统疾病硒治疗。苏州知微堂生物科技有限公司关注消化系统疾病硒治疗。雀巢公司关注代谢性疾病和消化系统疾病硒治疗。纽迪希亚公司关注神经系统疾病和代谢性疾病硒治疗。雅培制药公司、加利福尼亚大学、暨南大学、西门子公司、Immunomedics公司等机构比较关注抗肿瘤硒治疗。

表3.2　主要专利权人在含硒医药技术方面的技术布局

专利权人	代谢性疾病硒治疗	神经系统疾病硒治疗	抗肿瘤硒治疗	消化系统疾病硒治疗	心血管疾病硒治疗	抗感染硒治疗	免疫性疾病硒治疗
北京冠五洲生物科学研究院	481	489	1				1
苏州知微堂生物科技有限公司	11	37	12	104	41	36	15
北京利千秋科技发展有限公司	168	24					
劲膳美生物科技股份有限公司			3				3
雀巢公司	26	7	1	21	1	10	10
纽迪希亚公司	15	35	5	8	4	5	9

续表

专利权人	代谢性疾病硒治疗	神经系统疾病硒治疗	抗肿瘤硒治疗	消化系统疾病硒治疗	心血管疾病硒治疗	抗感染硒治疗	免疫性疾病硒治疗
南通蛇类治疗研究所	15	1	8	2		4	3
雅培制药公司	1	5	9	1	1	5	5
加利福尼亚大学	7	2	20	5	4	3	2
暨南大学	3	3	14	3	2	2	9
Affinium医药公司						3	
西门子公司		1	12	1	3	3	1
Immunomedics公司			4				
宝洁公司	4	2	3	1	5	1	
德克萨斯大学	6	2	2	3	2	2	3
新加坡科技研究局	1	2	6	2		3	1
Nattermann&Cie公司	2	2	2	2	3	4	3

3.5　本章小结

本章及后续章节围绕全球含硒医药技术专利,开展关键技术的全球知识产权的检索与分析,采用的方法包括文献调研法、分类法、专家咨询法、专利计量法等。

全球含硒医药技术专利整体呈现增长态势,1997—2009年是含硒医药技术专利的高速增长期,全球相关专利增长迅速,从年均150件增长至年均800件以上的水平;2010—2019年是含硒医药技术专利的平缓发展期,专利申请数量有增有降,每年申请数量在800件左右波动。

中国和美国是全球含硒医药技术专利的主要研发国家。中国优先权专利数量为4420件,占全球对应总数的42.0%;美国优先权专利数量为3294件,占全球对应总数的31.3%。加拿大、日本、韩国、欧洲专利局等国家/地区也是相关专利受理数量最多的国家/地区。

第4章 代谢性疾病含硒技术专利分析

4.1 全球专利发展趋势

代谢性疾病含硒技术专利(基于优先权专利)数量为1747件,其发展态势如图4.1所示。优先权专利可以较为准确地反映专利年度发展状况。总体来看,代谢性疾病含硒技术专利申请数量呈现增长态势。代谢性疾病含硒技术专利发展可以分为三个阶段。1994—1997年是代谢性疾病含硒技术专利的起步期,专利申请数量较少;1998—2008年是代谢性疾病含硒技术专利的高速增长期,全球对相关技术研发和专利申请较为积极,专利申请数量快速增长;2009—2019年是代谢性疾病含硒技术专利的平缓发展期,专利申请数量有增有降,每年申请数量达到100件左右。其中,2008年和2009年专利申请数量出现激增,是因为2008年北京冠五洲生物科学研究院申请480件(均为无效专利,多为预防出生缺陷并能改善记忆的药物组合物),2009年北京利千秋科技发展有限公司申请126件(处于无效状态,主要涉及降低血糖血脂的药物组合物)。

随着代谢性疾病含硒技术不断发展,大量的新发明人持续加入这一研发领域,推动该领域的发展。代谢性疾病含硒技术发明人的发展态势如图

4.2所示。总体来看,总发明人数量呈现上升趋势;特别是1998年后,发明人数量呈现直线上升趋势。发明人的发展主要分为三个阶段:1994—1997年,发明人数量较少,每年新增的发明人数量也较少,研发力量还较为薄弱;1998—2008年,发明人数量呈现高速增长的趋势,每年都有大量的新发明人进入研发领域;2008—2019年,发明人数量呈现下降趋势。

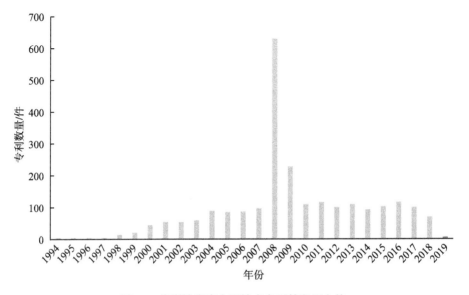

图4.1 代谢性疾病含硒技术专利的发展态势

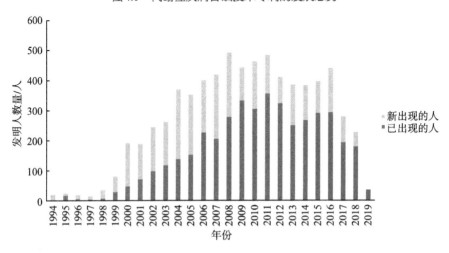

图4.2 代谢性疾病含硒技术发明人的发展态势

4.2 专利技术分布状况

根据IPC分类法，结合代谢性疾病含硒技术的特点，对代谢性疾病含硒技术专利涉及的技术领域开展分析，结果如表4.1所示。代谢性疾病含硒技术主要为药物，包括治疗代谢疾病的营养物、治疗代谢疾病的药物、治疗高血糖症的药物、抗高血脂药、减食欲剂、抗肥胖剂、用于葡萄糖体内平衡的药物、用于电解质体内平衡的药物、用于钙体内平衡的药物等，涉及专利1745件。此外，代谢性疾病含硒治疗技术的医疗设备专利30件，检测技术专利1件（糖尿病患者专用食品及其制作方法，涉及检测硒含量）。

表4.1 代谢性疾病含硒技术专利涉及的技术领域

IPC分类小组	技术领域	申请数量/件	年份	近3年[①]申请量占比(热点)
A61P-003/02	治疗代谢疾病的营养物，例如维生素、矿物质	974	1994—2019	6%
A61P-003/00	治疗代谢疾病的药物	872	1995—2019	3%
A61P-003/10	治疗高血糖症的药物	517	1994—2019	14%
A61P-003/06	抗高血脂药	334	1995—2019	13%
A61P-003/04	减食欲剂、抗肥胖剂	159	1996—2019	16%
A61P-003/08	用于葡萄糖体内平衡的药物	25	2001—2018	12%
A61P-003/12	用于电解质体内平衡的药物	18	1999—2018	22%
A61P-003/14	用于钙体内平衡的药物	12	1994—2017	8%

从时间跨度来看，治疗代谢疾病的营养物、治疗高血糖症的药物、用于钙体内平衡的药物在1994年出现，治疗代谢疾病的药物、抗高血脂药在1995年出现，而用于电解质体内平衡的药物、用于葡萄糖体内平衡的药物出现较晚，在2000年左右出现。

从技术热点来看，用于电解质体内平衡的药物近3年申请量占比22%，

---

① 近3年指2017—2019年。下同。

这表明该技术领域相对自身发展较快,此外减食欲剂、抗肥胖剂、治疗高血糖症的药物也有较快发展。

从医药成分来看,代谢性疾病含硒药物专利涉及包括硒在内的多种成分,其中无机有效成分主要为无机硒及化合物、碘及其化合物,有机有效成分主要为吡哆醇、钴胺类有机有效成分、硫胺(维生素B1)、与杂环系统邻位或迫位稠合的嘧啶、异咯嗪(核黄素、维生素B2)、氨基酸等(表4.2)。

表4.2　代谢性疾病含硒专利医药成分

分类	有效成分	治疗代谢疾病的营养物,例如维生素、矿物质	治疗代谢疾病的药物	治疗高血糖症的药物	抗高血脂药	减食欲剂、抗肥胖剂	用于葡萄糖体内平衡的药物	用于电解质体内平衡的药物	用于钙体内平衡的药物
无机有效成分	无机硒及化合物	603	625	203	153	31	8	5	1
	碘及其化合物	231	277	74	72	4		2	
有机有效成分	吡哆醇	546	606	133	124	9	1	4	
	钴胺类有机有效成分	538	605	134	120	14	2	4	
	硫胺(维生素B1)	531	608	133	122	12		3	
	与杂环系统邻位或迫位稠合的嘧啶	514	605	126	128	15	1	3	
	异咯嗪(核黄素、维生素B2)	503	574	129	124	15		3	
	氨基酸	471	564	128	126	8	2	1	
	酸、酐、卤化物或其盐类	473	607	123	120	10	4		
	烟酸及其衍生物	474	543	109	118	11	2	1	

续表

分类	有效成分	治疗代谢疾病的营养物,例如维生素、矿物质	治疗代谢疾病的药物	治疗高血糖症的药物	抗高血脂药	减食欲剂、抗肥胖剂	用于葡萄糖体内平衡的药物	用于电解质体内平衡的药物	用于钙体内平衡的药物
有机有效成分	未稠合的并且含有另外杂环的嘧啶	442	594	117	115	9	1	1	
	两个或多个羧基的羧酸	464	543	96	93	4	1	2	
	重金属碳水化合物	439	587	114	113	1	2	1	
	与杂环稠合的杂环化合物	430	524	119	115	4	1	1	
	两个或多个羟基的无环羧酸(葡糖酸)	432	543	114	114	3	1		
	生育酚(维生素E)	379	417	141	129	22	4		
	1,3二唑	398	545	114	113	3		1	
	抗坏血酸(维生素C)	308	303	108	90	16	2	1	1
	9,10开环环戊氢化菲环系的化合物	331	355	67	60	4	1		2
	大麻酚、乙胺太林等杂环化合物	264	383	112	103	7	2		1
	视黄醇化合物	262	262	74	73	9		1	1
	碳环族	202	246	68	67	4		1	

4.3 主要国家/地区分布

全球代谢性疾病含硒技术专利(基于优先权专利)数量前10位国家/地区分布如图4.3所示。开展代谢性疾病含硒技术专利研发的国家/地区主要有中国、美国、加拿大、日本、欧洲专利局、韩国、澳大利亚、德国、俄罗斯、巴西。从同族专利受理数量来看,这些国家/地区也是相关专利受理数量最多的国家/地区。其中,中国优先权专利数量1137件。

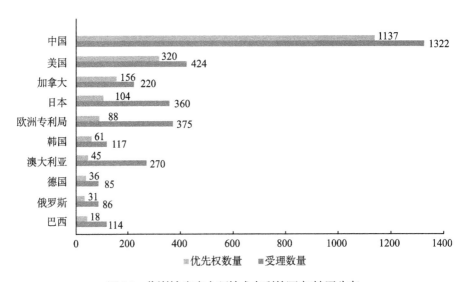

图4.3 代谢性疾病含硒技术专利的国家/地区分布

中国、美国、加拿大等主要国家/地区代谢性疾病含硒技术专利的发展态势如图4.4所示。美国较早开始申请代谢性疾病含硒技术专利,并在1998—2011年快速发展,2012年后专利申请数量呈现下降趋势。中国代谢性疾病含硒技术专利申请数量在2005年之前较少,从2005年开始呈现快速发展趋势,在2008年和2009年激增。加拿大在2004—2008年专利申请数量快速增长,从2009年开始呈现下降趋势。

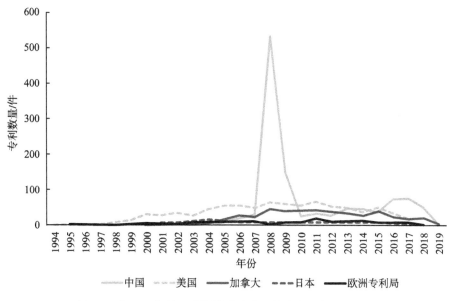

图4.4　主要国家/地区代谢性疾病含硒技术专利的发展态势

4.4　主要专利权人分布和技术布局

全球代谢性疾病含硒技术主要专利权人如表4.3所示,各专利权人的专利数量不少于5件。其中包括中国的6家机构(北京冠五洲生物科学研究院、北京利千秋科技发展有限公司、苏州知微堂生物科技有限公司、暨南大学、北京世纪博康医药科技有限公司、南通蛇类治疗研究所)。

虽然北京冠五洲生物科学研究院申请了481件专利,北京利千秋科技发展有限公司申请了168件专利,苏州知微堂生物科技有限公司申请了11件专利,但这些专利均未获得正式授权。

全球代谢性疾病含硒技术主要专利权人的技术布局如表4.4所示。雀巢公司、雅培制药公司、纽迪希亚公司等公司关注治疗代谢疾病的营养物、治疗代谢疾病的药物、减食欲剂、抗肥胖剂等。Sirtris制药公司关注治疗代谢疾病的药物、治疗高血糖症的药物、减食欲剂、抗肥胖剂。日本的味之素公司、

Kaneka公司、大塚制药公司关注治疗代谢疾病的营养物。Alltech公司、暨南大学、南通蛇类治疗研究所、西蒙弗雷泽大学关注治疗高血糖症的药物。

表4.3　代谢性疾病含硒技术主要专利权人及其专利数量

排名	专利权人	国家	专利数量/件	申请年份	近3年申请专利占全部专利比例
1	北京冠五洲生物科学研究院	中国	481	2008—2010	0
2	北京利千秋科技发展有限公司	中国	168	2008—2016	0
3	雀巢公司	瑞士	26	1995—2018	8%
4	雅培制药公司	美国	15	1994—2018	13%
5	纽迪希亚公司	荷兰	15	2000—2018	13%
6	Sirtris制药公司	美国	11	2005—2015	0
7	苏州知微堂生物科技有限公司	中国	11	2009—2011	0
8	味之素公司	日本	10	2003—2013	0
9	Kaneka公司	日本	10	2003—2016	0
10	Alltech公司	美国	7	2005—2017	14%
11	暨南大学	中国	7	2005—2016	0
12	大塚制药公司	日本	6	2000—2009	0
13	惠氏公司	美国	6	2002—2014	0
14	北京世纪博康医药科技有限公司	中国	5	2008—2008	0
15	南通蛇类治疗研究所	中国	5	2014—2017	20%
16	西蒙弗雷泽大学	加拿大	5	2000—2013	0

表4.4　代谢性疾病含硒技术主要专利权人的技术布局

专利权人	治疗代谢疾病的营养物，例如维生素、矿物质	治疗代谢疾病的药物	治疗高血糖症的药物	抗高血脂药	减食欲剂、抗肥胖剂	用于葡萄糖体内平衡的药物	用于电解质体内平衡的药物	用于钙体内平衡的药物
北京冠五洲生物科学研究院	481	458						
北京利千秋科技发展有限公司	14	146	114	116				

续表

专利权人	治疗代谢疾病的营养物，例如维生素、矿物质	治疗代谢疾病的药物	治疗高血糖症的药物	抗高血脂药	减食欲剂、抗肥胖剂	用于葡萄糖体内平衡的药物	用于电解质体内平衡的药物	用于钙体内平衡的药物
雀巢公司	18	6	1	2	7			
雅培制药公司	8	3	3		4			
纽迪希亚公司	10	4	3	1	3	2		
Sirtris制药公司	3	10	9	3	8			
苏州知微堂生物科技有限公司			7	4	1			
味之素公司	10	6	1	1			1	
Kaneka公司	8	6	3	1	1	1		
Alltech公司		1	6			2		
暨南大学	2	2	5	2	1			
大塚制药公司	5	1		1			1	1
惠氏公司	4			2	1			
北京世纪博康医药科技有限公司		4		5				
南通蛇类治疗研究所			3	1	2			
西蒙弗雷泽大学			5					

4.5　主要专利权人核心专利分析

通过综合考虑被引频次、技术保护范围等信息以及对标题和摘要信息的判读,筛选出主要专利权人的多件核心专利,如表4.5所示。

雀巢公司拥有3件核心专利,涉及老年患者的营养成分、减轻婴儿腹泻的肠内配方核糖核苷酸、包含蛋白质源的营养补充剂,这些成分中添加了硒等矿物质。

雅培制药公司拥有4件核心专利,涉及糖尿病患者的营养棒、厌食症的脂肪酸混合物、减轻腹泻的肠内配方核糖核苷酸、减少糖尿病患者的餐后血糖反应的双组分碳水化合物混合物,这些产品中添加了营养素,包括硒等矿物质和维生素。

纽迪希亚公司拥有3件核心专利,涉及包含脂质部分的营养药物、使用核糖和叶酸盐的组合的营养物、用于刺激肠屏障完整性的多不饱和脂肪酸的制备,这些营养组合物中添加了硒等矿物质。

Sirtris制药公司拥有8件核心专利,涉及稠合杂环衍生物、sirtuin活化化合物、咪唑(2,1-b)噻唑衍生物、N-苯基苯甲酰胺衍生物、苯并咪唑衍生物、喹啉衍生物、苯并噻唑和噻唑并吡啶衍生物的组合物等,这些药物可用于代谢性疾病。硒作为多种营养物质中的一种,参与代谢性疾病的治疗。

表4.5　代谢性疾病含硒技术主要专利权人的核心专利

专利权人	专利号	专利名称	被引频次
纽迪希亚公司	EP1800675-A1 等	Composition useful for treating, e.g. dementia comprises lipid fraction of docosahexaneoic acid, docosapentaenoic acid and eicosapentaenoic acid; protein fraction of cysteine and taurine; and mineral fraction of manganese and molybdene	111
雅培制药公司	US6248375-B1 等	Nutritional bar for administration to diabetic patient, comprises fat source, protein source and carbohydrate system containing preset amount of fructose source and non-absorbent carbohydrate source	110
雅培制药公司	WO9739749-A2 等	Prevention and treatment of cachexia and anorexia-by administering blend of omega 6 and 3 fatty acids, amino-nitrogen source and antioxidant	85
雀巢公司	EP721742-A1 等	Nutritional compsns. for elderly patients - comprise protein source providing substantial proportion of the calories, plus lipid, carbohydrate, vitamin(s) and minerals	70

续表

专利权人	专利号	专利名称	被引频次
纽迪希亚公司	WO200185178-A1等	Use of a combination of ribose and folate in nutritional composition for the treatment of e. g. trauma, surgery and subfertility	68
Sirtris制药公司	WO2006094235-A1等	New fused heterocyclic derivatives, useful to treat e. g. insulin resistance, a metabolic syndrome, cardiovascular diseases, arthritis, high blood pressure and hemorrhagic shock, are sirtuin modulators	66
Sirtris制药公司	WO2007008548-A等	Use of sirtuin activating compound e. g. resveratrol for treating obesity, insulin resistance disorder or hypothermia or enhancing motor performance or muscle endurance	64
Sirtris制药公司	WO2007019344-A1等	New imidazo (2,1-b) thiazole derivatives used for treating e. g. disease or disorder associated with cell death or aging in a subject such as stroke, cardiovascular disease, arthritis, high blood pressure, and Alzheimer's disease	57
雅培制药公司	WO9518618-A2等	Enteral formula contg. ribonucleotides-for enhancing the immune system and alleviating diarrhoea, in infants.	56
Sirtris制药公司	WO2006094236-A1等	Use of N-phenyl benzamide derivatives for promoting survival of eukaryotic cell and treating disease e. g. stroke, cardiovascular disease, arthritis and neurodegenerative disorder	43
雀巢公司	WO200239834-A1等	Composition useful in the treatment of immune conditions comprises protein, carbohydrate, fat, probiotic lactic acid bacterium, fructo-oligosaccharide and/or inulin sources	37
雀巢公司	WO2007108827-A1等	Nutritional supplement for treating nutritional deficiency in individual suffering from e. g. anorexia nervosa, contains protein source comprising milk protein isolate and/or canola plant protein, fat source, and carbohydrate source	32

续表

专利权人	专利号	专利名称	被引频次
纽迪希亚公司	WO2005122790-A1等	Use of polyunsaturated fatty acids for manufacturing compositions comprising eicosapentaenoic acid, docosahexaenoic acid, arachidonic acid and oligosaccharides having mannose unit homology, used for stimulating intestinal barrier integrity	31
Sirtris制药公司	WO2007019416-A1等	Use of benzimidazole derivatives or heterocyclic compounds for promoting survival of eukaryotic cells and for treating aging-related disease e. g. stroke, cardiovascular disease, and arthritis	30
Sirtris制药公司	WO2006094237-A2等	New quinoline derivatives active as sirtuin modulators useful e.g. to treat and prevent cell death or aging associated diseases or disorders, insulin resistance, diabetes and neurodegenerative disorders	30
Sirtris制药公司	WO2007019417-A1等	Composition useful in the treatment of e. g. disease or disorder associated with cell death or aging such as stroke, arthritis, high blood pressure, and Alzheimer's disease comprises oxazolopyridine derivatives	29
雅培制药公司	WO200167895-A1等	Reducing the postprandial glycemic response in a diabetic comprises administration of a two-component carbohydrate mixture including fructose	29
Sirtris制药公司	WO2007019346-A1等	Composition useful in the treatment of e. g. disease or disorder associated with cell death or aging such as stroke, arthritis, high blood pressure, and Alzheimer's disease comprises benzothiazole and thiazolopyridine derivatives	25

4.6 主要专利权人的专利保护和合作策略

全球代谢性疾病含硒技术主要专利权人的专利保护区域分布如表4.6

所示。国外主要机构对PCT(patent cooperation treaty,专利合作条约)专利全球申请非常重视;中国机构主要关注国内市场,对海外专利布局尚未重视。雀巢公司、纽迪希亚公司、雅培制药公司等国外主要机构重视专利全球布局,并在中国申请了较多专利。

表4.6　代谢性疾病含硒技术主要专利权人的专利保护区域分布

专利权人	中国	WO	美国	欧洲专利局	日本	澳大利亚	加拿大	墨西哥	印度	韩国
北京冠五洲生物科学研究院	481								3	
北京利千秋科技发展有限公司	168									
雀巢公司	24	25	25	26	18	26	22	23	13	2
雅培制药公司	6	11	12	10	7	6	9	10	4	3
纽迪希亚公司	11	13	11	13	9	10	5	3	5	
Sirtris制药公司	7	11	8	11	9	11	8	1		1
苏州知微堂生物科技有限公司	11									
味之素公司	3	4	3	3	10					2
Kaneka公司	4	9	6	6	9	5	2		2	5
Alltech公司	4	3	3	6	4	4	3	3	3	2
暨南大学	7	1	1	1	1					
大塚制药公司	1	1	1	1	6	1	1		1	1
惠氏公司	5	5	6	5	4	5	4	5	2	5
北京世纪博康医药科技有限公司	5	3								
南通蛇类治疗研究所	5									
西蒙弗雷泽大学	2	4	4	4	2	3	3		4	

注:WO—世界知识产权组织(World Intellectual Property Organization)。

代谢性疾病含硒技术主要专利权人的合作关系如图4.5所示。未发现主要专利权人之间开展合作。

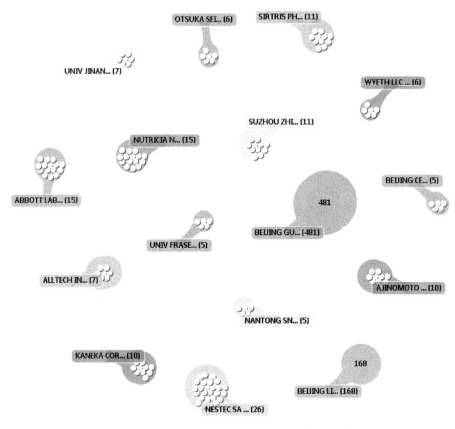

图4.5　代谢性疾病含硒技术主要专利权人的合作关系

4.7　2017—2018年新技术动向

2017—2018年,代谢性疾病含硒技术新出现的主要条目如表4.7所示。具体来说,成分来源包括真菌、软体动物、睡莲科、谷类,产品形式出现了有机硒营养片,制作方法出现了麦角硒因的分离。

表4.7 代谢性疾病含硒技术专利最新进展

技术领域	IPC分类小组	涉及技术	申请年份
真菌的可食用提取物或配制品	A23L-031/00	具有降血糖作用的食品及其制备方法,添加富硒玉米粉	2017
		适合肥胖人群的方便食品及其制备方法,营养素强化剂含硒	2017
		健脾养胃、促进儿童智力发育及身体成长的面条及其制备方法,含麦芽硒	2018
		有机硒营养片及其制备方法,富硒大米和富硒大枣之间的协同作用进一步提高有机硒营养片的保健价值	2017
来源于软体动物的医药成分	A61K-035/618	穴位贴膏,含有富硒灵芝菌丝体纳米(无权-撤回)	2017
		含钙饮剂及其制备方法,含硒等多种矿物质	2017
		治疗痛风的中药组合物,配方中的乌鸡含有硒等微量元素	2017
		含青钱柳的降血糖的中药组合物及其制备方法	2017
含来自睡莲科成分的医药成分	A61K-036/62	防癌抗癌保健酒及其制备方法,含富硒平菇多肽,具有明显的抗氧化、增强机体免疫力、防癌抗癌等作用	2018
		具有修复代谢功能的清糖口服液及其制备方法,含有酵母硒	2017
		硒化莲藕多糖及其制备方法和应用	2017
含有谷类得到的产品	A23L-007/10	对痔疮具有疗效的组合物及其应用	2017
		适合肥胖人群的方便食品及其制备方法	2017
制片	A23P-010/28	维生素、矿物质营养含片及其制备方法,矿物质营养含硒	2017
		有机硒营养片及其制备方法,富硒大米和富硒大枣之间的协同作用进一步提高有机硒营养片的保健价值	2017
有杂原子或有以3个键连杂原子,其中最多以1个键连卤素的碳原子	C07D-233/66	分离麦角硒因(selenoneine)的方法,可加入功能性食品、化妆品、饲料,以及用于预防癌症、心脏病、2型糖尿病和衰老的药剂中。	2017

4.8　本章小结

全球代谢性疾病含硒技术专利申请数量整体呈现增长态势,但2009—2019年发展平缓,专利申请数量有增有降,发明人数量呈现下降趋势,并且近年来新增发明人明显减少。美国较早开始申请代谢性疾病含硒技术专利,并在1998—2011年快速发展,但2012年后专利申请数量呈现下降趋势。中国代谢性疾病含硒技术专利申请数量在2005年之前较少,从2005年开始呈现快速发展趋势。

从药物品种来看,中国机构较多关注治疗高血糖症的药物。欧美机构关注治疗代谢疾病的营养物、治疗代谢疾病的药物、减食欲剂、抗肥胖剂等。日本机构关注治疗代谢疾病的营养物。欧美机构主要核心技术涉及将硒作为矿物质添加到各种治疗代谢性疾病的营养物中。中国近年来出现了一批新技术,涉及真菌、软体动物、睡莲科等成分来源,还出现了有机硒营养片等产品形式。

第5章　神经系统疾病含硒技术专利分析

5.1　全球专利发展趋势

神经系统疾病含硒技术专利(基于优先权专利)数量为1229件,其发展态势如图5.1所示。总体来看,神经系统疾病含硒技术专利申请数量呈现增长态势。神经系统疾病含硒技术专利发展可以分为三个阶段。1990—1998年是神经系统疾病含硒技术专利的起步萌芽期,专利申请数量较少;1999—2008年是神经系统疾病含硒技术专利的高速增长期,全球对相关技术研发和专利申请更为积极;2009—2019年是神经系统疾病含硒技术专利的平缓发展期,专利申请数量有增有降,每年申请数量达到100件左右。2008年出现专利数量激增,是因为北京冠五洲生物科学研究院申请486件(多为改善记忆的药物组合物,仅12件为有效专利)。

近年来,大量的新发明人持续加入神经系统疾病含硒技术研发领域,推动相关技术发展。神经系统疾病含硒技术发明人的发展态势如图5.2所示。总体来看,总发明人数量呈现上升趋势。发明人的发展主要分成三个阶段:1990—1998年,发明人数量较少,每年新增的发明人数量也较少,研发力量还较为薄弱;1999—2008年,发明人数量呈现高速增长的趋势,每年都有大量的新发明人进入研发领域;2009—2019年,发明人数量呈现下降趋势,并且近年来新增发明人数量明显减少。

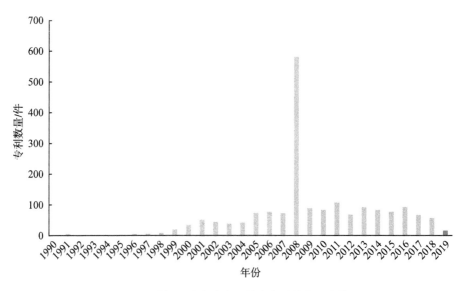

图5.1　神经系统疾病含硒技术专利的发展态势

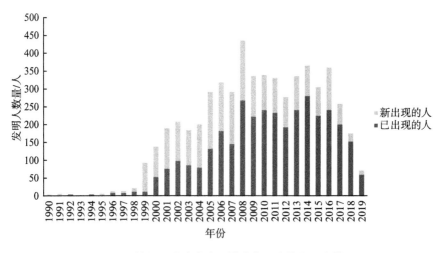

图5.2　神经系统疾病含硒技术发明人的发展态势

5.2　专利技术分布状况

根据IPC分类法,结合神经系统疾病含硒技术的特点,对神经系统疾病含硒技术专利涉及的技术领域开展分析,结果如表5.1所示。神经系统疾病含硒技术主要为药物,包括治疗神经系统疾病的药物、治疗中枢神经系统神经变性疾病的药物(精神功能改善剂、早老性痴呆)、抗帕金森病的药物、抗抑郁药、治疗异常运动(如亨廷顿病、运动障碍)的药物、安眠药、镇静药、中枢作用的止痛药、抗癫痫药、抗惊厥药、抗精神病药、用于治疗狂躁或精神分裂症的药物、治疗周围神经病的药物等,涉及专利1228件。其中,治疗中枢神经系统神经变性疾病的药物、抗帕金森病的药物等是治疗神经系统疾病的药物的具体医药。此外,神经系统疾病含硒技术的医疗设备专利22件,检测技术专利0件。

表5.1　神经系统疾病含硒技术专利涉及的技术领域

IPC分类小组	技术领域	申请数量/件	年份	近3年申请量占比(热点)
A61P-025/00	治疗神经系统疾病的药物	903	1995—2019	8%
A61P-025/28	治疗中枢神经系统神经变性疾病的药物	366	1990—2019	17%
A61P-025/16	抗帕金森病的药物	139	1996—2019	12%
A61P-025/24	抗抑郁药	87	1990—2019	18%
A61P-025/14	治疗异常运动的药物	83	1997—2019	23%
A61P-025/20	安眠药、镇静药	77	1999—2019	32%
A61P-025/04	中枢作用的止痛药	73	1997—2019	21%
A61P-025/08	抗癫痫药、抗惊厥药	66	1997—2018	15%
A61P-025/18	抗精神病药、用于治疗狂躁或精神分裂症的药物	62	1999—2019	26%
A61P-025/02	治疗周围神经病的药物	55	1998—2019	25%

从时间跨度来看,治疗中枢神经系统神经变性疾病的药物、抗抑郁药在1990年就已经出现,治疗神经系统疾病的药物、抗帕金森病的药物在1995—1996年出现,治疗异常运动的药物、中枢作用的止痛药、抗癫痫药、抗惊厥药

在1997年出现,而安眠药、镇静药、治疗周围神经病的药物、抗精神病药、用于治疗狂躁或精神分裂症的药物等则在1998—1999年出现。

从技术热点来看,安眠药、镇静药、抗精神病药、用于治疗狂躁或精神分裂症的药物、治疗周围神经病的药物近3年申请量占比25%以上,这表明该技术领域相对自身发展较快。此外,治疗异常运动的药物、中枢作用的止痛药等也有较快发展。

从医药成分来看,神经系统疾病含硒药物专利涉及包括硒在内的多种成分,其中无机有效成分主要为无机硒及化合物等,有机有效成分主要与杂环系统邻位或迫位稠合的嘧啶,吡哆醇,钴胺类有机有效成分,硫胺(维生素B1),酸、酐、卤化物或其盐类,含两个或多个羧基的羧酸等(表5.2)。

表5.2　神经系统疾病含硒专利医药成分

分类	有效成分	治疗神经系统疾病的药物	用于治疗中枢神经系统神经变性疾病的药物	抗帕金森病的药物	抗抑郁药	用于治疗异常运动的药物	安眠药、镇静药	中枢作用的止痛药	抗癫痫药、抗惊厥药	抗精神病药、用于治疗狂躁或精神分裂症的药物	治疗周围神经病的药物
无机有效成分	无机硒及化合物	480	75	30	18	17	17	14	9	13	7
有机有效成分	与杂环系统邻位或迫位稠合的嘧啶	490	50	19	16	15	4	8	3	9	7
	吡哆醇	480	38	11	6	6	5	4	3	7	4
	钴胺类有机有效成分	475	43	11	8	5	4	4	2	7	5
	硫胺(维生素B1)	464	21	9	6	8	4	7	4	6	4
	酸、酐、卤化物或其盐类	454	12	4	4	3	3	3	1	1	3
	含两个或多个羧基的羧酸	453	8	5	8	3	2	3	3	3	2
	未稠合的并且含有另外杂环的嘧啶	453	14	6	5	6	4	5	4	5	1

分类	有效成分	治疗神经系统疾病的药物	用于治疗中枢神经系统神经变性疾病的药物	抗帕金森病的药物	抗抑郁药	用于治疗异常运动的药物	安眠药、镇静药	中枢作用的止痛药	抗癫痫药、抗惊厥药	抗精神病药、用于治疗狂躁或精神分裂症的药物	治疗周围神经病的药物
有机有效成分	异咯嗪(核黄素、维生素B2)	427	24	8	6	7	3	6	3	5	4
	含有重金属碳水化合物	440	6		1	1	1				
	氨基酸	429	12	3	5	3	2	3	3	3	3
	烟酸及其衍生物	420	12	6	5	5	3	7	3	5	
	两个或多个羟基的无环羧酸(葡糖酸)	416	1			1					
	与杂环稠合的杂环化合物	387	10	4	4	2			3	2	4	
	1,3二唑	398	1		1				1			1
	生育酚(维生素E)	289	51	19	7	14	3	7	4	5	8
	含9,10开环环戊氢化非环系的化合物	280	11	3	3		3	2	1	2	4
	大麻酚、乙胺太林等杂环化合物	251	15	8	2	8	2	9	5	5	3
	抗坏血酸(维生素C)	209	48	15	9	11	4	4	2	5	7

5.3　主要国家/地区分布

　　全球神经系统疾病含硒技术专利(基于优先权专利)数量前10位国家/地区分布如图5.3所示。开展神经系统疾病含硒技术专利研发的国家/地区主要有中国、美国、加拿大、欧洲专利局、澳大利亚、韩国、日本、巴西、德国、英国。从同族专利受理数量来看,这些国家/地区也是相关专利受理数量最多的国家/地区。其中,中国优先权专利数量744件。

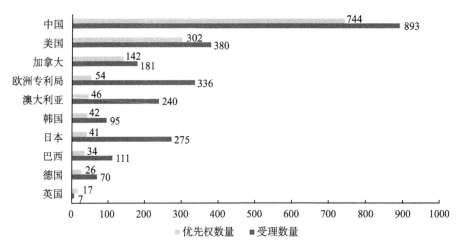

图5.3　神经系统疾病含硒技术专利的国家/地区分布

中国、美国、加拿大等主要国家/地区神经系统疾病含硒技术专利的发展态势如图5.4所示。美国较早开始申请神经系统疾病含硒技术专利,并在1998—2008年快速发展,2009年后专利申请数量呈现下降趋势。中国神经系统疾病含硒技术专利申请数量在2005年之前较少,从2005年开始呈现快速发展趋势,2008年由于北京冠五洲生物科学研究院申请较多,专利数量激增。加拿大在2004—2015年专利申请数量快速增长,从2016年开始呈现下降趋势。

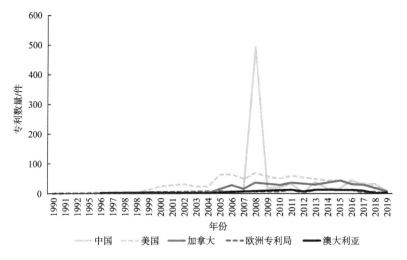

图5.4　主要国家/地区神经系统疾病含硒技术专利的发展态势

5.4　主要专利权人分布和技术布局

全球神经系统疾病含硒技术主要专利权人如表5.3所示,各专利权人的专利数量不少于5件。其中包括中国的4家机构(北京冠五洲生物科学研究院、苏州知微堂生物科技有限公司、北京利千秋科技发展有限公司、浙江工业大学)。值得注意的是,中国多家机构申请的专利均处于无效状态。

表5.3　神经系统疾病含硒技术主要专利权人及其专利数量

排名	专利权人	国家	专利数量/件	申请年份	占全部专利比例
1	北京冠五洲生物科学研究院	中国	489	2006—2010	0
2	苏州知微堂生物科技有限公司	中国	37	2009—2011	0
3	纽迪希亚公司	荷兰	35	2000—2018	17%
4	北京利千秋科技发展有限公司	中国	24	2013—2014	0
5	Sirtris制药公司	美国	11	2005—2015	0
6	日本血清化学研究所	日本	7	1998—2010	0
7	雀巢公司	瑞士	7	2015—2019	86%
8	AbSci生物技术公司	美国	6	2001—2008	0
9	Neurosearch公司	丹麦	6	2002—2009	0
10	佩洛塔斯联邦大学	巴西	6	2016—2017	33%
11	浙江工业大学	中国	6	2011—2014	0
12	Alltech公司	美国	5	2005—2017	20%
13	加利福尼亚大学	美国	5	2002—2015	0

神经系统疾病含硒医药主要专利权人的技术布局如表5.4所示。苏州知微堂生物科技有限公司主要关注安眠药、镇静药、中枢作用的止痛药。纽迪希亚公司、Sirtris制药公司较多关注用于治疗中枢神经系统神经变性疾病的药物、抗帕金森病的药物。Sirtris制药公司还关注用于治疗异常运动的药物、抗癫痫药、抗惊厥药。浙江工业大学关注抗抑郁药。此外,Neurosearch公司在抗精神病药、用于治疗狂躁或精神分裂症的药物有较多布局。

表 5.4　神经系统疾病含硒技术主要专利权人的技术布局

专利权人	治疗神经系统疾病的药物	用于治疗中枢神经系统变性疾病的药物	抗帕金森病的药物	抗抑郁药	用于治疗异常运动的药物	安眠药、镇静药	中枢作用的止痛药	抗癫痫药、抗惊厥药	抗精神病药，用于治疗狂躁或精神分裂症的药物	治疗周围神经病的药物	抗焦虑药	抗偏头痛药	用于治疗滥用或依赖的药物	治疗酒精滥用	治疗烟草滥用	治疗药片滥用	精神兴奋剂
北京冠五洲生物科学研究院	488	16															
苏州旬微堂生物科技有限公司	17			1	3	10	9	5	2	2	1	1					1
纽迪希亚公司	16	23	6	5	3	1	1		2	2	1	2					
北京利千秋科技发展有限公司	22	12	1	1													
Sirtris 制药公司	11	9	7	1	8		4	6		1							
日本血清化学研究所	5	5	3	1	3			2	1	2							
雀巢公司	2	5					2				1						
AbSci生物技术公司	4	2	1	1	1				1		1	1	1				
Neurosearch公司	6	5	5	5	5	5	3	4	5	2	5	4	1	4	4	4	
佩洛塔斯联邦大学		1		2													
浙江工业大学	1		3	6			3										
Alltech 公司	2	5	3		2												
加利福尼亚大学	4	4	1		1	1											1

5.5 主要专利权人核心专利分析

通过综合考虑被引频次、技术保护范围等信息以及对标题和摘要信息的判读,筛选出主要专利权人的多件核心专利,如表5.5所示。

纽迪希亚公司拥有2件核心专利,涉及包含DHA等的营养药物、使用核糖和叶酸盐的营养组合物,可用于治疗神经系统疾病,其中营养组合物中包含硒。

Sirtris制药公司拥有8件核心专利,涉及稠合杂环衍生物、咪唑(2,1-b)噻唑衍生物、N-苯基苯甲酰胺衍生物、苯并咪唑衍生物、喹啉衍生物、苯并噻唑和噻唑并吡啶衍生物等物质。这些药物可用于神经系统疾病。硒作为多种营养物质中的一种,参与神经系统疾病治疗。

加利福尼亚大学拥有3件核心专利,涉及包含原纤维聚集体的构象表位的新组合物、减轻玻璃疣或玻璃疣样沉积物。加利福尼亚大学还开发出可用于产生神经胶质细胞的新分化细胞群,细胞在含有甲状腺激素和硒的培养基中培养。

AbSci生物技术公司拥有2件核心专利,涉及抑制剂、鉴定特异性消耗肥大细胞的化合物,可用于治疗自身免疫性疾病、中枢神经系统疾病和炎症性疾病,有效成分包括硒代吲哚(seleoindoles)、硒化物。

Neurosearch公司拥有1件核心专利,制备的1,4-二氮杂双环二芳基衍生物作为胆碱能受体调节剂,用于焦虑症、阿尔茨海默病、帕金森病和炎症性疾病等。

表5.5　神经系统疾病含硒技术主要专利权人的核心专利

专利权人	专利号	专利名称	被引频次
纽迪希亚公司	EP1800675-A1等	Composition useful for treating, e.g. dementia comprises lipid fraction of docosahexaneoic acid, docosapentaenoic acid and eicosapentaenoic acid; protein fraction of cysteine and taurine; and mineral fraction of manganese and molybdene	111
纽迪希亚公司	WO200185178-A1等	Use of a combination of ribose and folate in nutritional composition for the treatment of e. g. trauma, surgery and subfertility	68
Sirtris制药公司	WO2006094235-A1等	New fused heterocyclic derivatives, useful to treat e. g. insulin resistance, a metabolic syndrome, cardiovascular diseases, arthritis, high blood pressure and hemorrhagic shock, are sirtuin modulators	66
Sirtris制药公司	WO2007008548-A等	Use of sirtuin activating compound e. g. resveratrol for treating obesity, insulin resistance disorder or hypothermia or enhancing motor performance or muscle endurance	64
Sirtris制药公司	WO2007019344-A1等	New imidazo (2,1-b) thiazole derivatives used for treating e.g. disease or disorder associated with cell death or aging in a subject such as stroke, cardiovascular disease, arthritis, high blood pressure, and Alzheimer's disease	57
Sirtris制药公司	WO2006094236-A1等	Use of N-phenyl benzamide derivatives for promoting survival of eukaryotic cell and treating disease e. g. stroke, cardiovascular disease, arthritis and neurodegenerative disorder	43
加利福尼亚大学	WO2004024090-A2等	New composition comprising a conformational epitope of a protofibrillar aggregate, useful for preventing or treating a disease or condition characterized by the presence of amyloid deposits, e.g. Alzheimer's disease	43
Neurosearch公司	WO2004043960-A1等	New 1,4-diazabicyclic biaryl derivatives are cholinergic receptor modulators used for treating e. g. anxiety, Alzheimer's disease, Parkinson's disease and inflammatory disorders	31

续表

专利权人	专利号	专利名称	被引频次
加利福尼亚大学	US2004009593-A1等	New differentiated cell population derived from human embryonic stem cells, useful for generating glial cells, for forming myelin sheaths, and for treating multiple sclerosis, acute encephalomyelitis and / or spinal cord injury	31
Sirtris 制药公司	WO2007019416-A1等	Use of benzimidazole derivatives or heterocyclic compounds for promoting survival of eukaryotic cells and for treating aging-related disease e. g. stroke, cardiovascular disease, and arthritis	30
Sirtris 制药公司	WO2006094237-A2等	New quinoline derivatives active as sirtuin modulators useful e.g. to treat and prevent cell death or aging associated diseases or disorders, insulin resistance, diabetes and neurodegenerative disorders	30
加利福尼亚大学	WO2006083533-A2等	Inhibiting drusen / drusen-like deposit biosynthesis and preventing disease such as chorioretinal disorder, by administering conformational epitope of drusen forming aggregate, an antibody to epitope, or amyloid beta-derived diffusible ligand	30
Sirtris 制药公司	WO2007019417-A1等	Composition useful in the treatment of e. g. disease or disorder associated with cell death or aging such as stroke, arthritis, high blood pressure, and Alzheimer's disease comprises oxazolopyridine derivatives	29
Sirtris 制药公司	WO2007019346-A1等	Composition useful in the treatment of e. g. disease or disorder associated with cell death or aging such as stroke, arthritis, high blood pressure, and Alzheimer's disease comprises benzothiazole and thiazolopyridine derivatives	25
AbSci 生物技术公司	WO2003002109-A2等	Treating autoimmune diseases e. g. multiple sclerosis, rheumatoid arthritis and vasculitis comprises administering compound capable of depleting mast cells	25

续表

专利权人	专利号	专利名称	被引频次
AbSci 生物技术公司	WO2003003004-A2 等	Identifying compounds that specifically deplete mast cells, useful for treating disorders such as autoimmune, CNS and inflammatory diseases, allergy, arthritis, bone loss, tumor angiogenesis, and infectious diseases	23

5.6 主要专利权人的专利保护和合作策略

全球神经系统疾病含硒技术主要专利权人的专利保护区域分布如表5.6所示。国外主要机构对PCT专利全球申请非常重视,而中国机构对海外专利申请尚未重视,纽迪希亚公司、Sirtris制药公司等欧美主要机构在中国基本都有专利布局。

表5.6 神经系统疾病含硒技术主要专利权人的专利保护区域分布

专利权人	中国	WO	美国	欧洲专利局	日本	澳大利亚	加拿大	巴西	印度	韩国
北京冠五洲生物科学研究院	489								4	
苏州知微堂生物科技有限公司	37									
纽迪希亚公司	19	34	21	22	11	14	8	14	2	1
北京利千秋科技发展有限公司	24									
Sirtris制药公司	7	11	8	11	9	11	8	1		1
日本血清化学研究所		7	5	5	7	6	1			
雀巢公司	5	7	2	4		5	2	5	3	
AbSci生物技术公司		6	6	6	6	6				
Neurosearch公司	3	6	5	5	5	4	1	1	1	1
佩洛塔斯联邦大学								6		
浙江工业大学	6									
Alltech公司	2	2	3	5	3	2	3	1	1	1
加利福尼亚大学	2	5	5	4	4	3	1		1	

神经系统疾病含硒技术主要专利权人的合作关系如图5.5所示。主要专利权人之间几乎未开展合作。

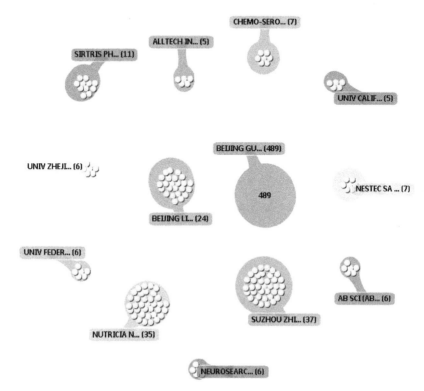

图5.5 神经系统疾病含硒技术主要专利权人的合作关系

5.7 2017—2018年新技术动向

2017—2018年，神经系统疾病含硒技术新出现的主要条目如表5.7所示。具体来说，成分来源包括块茎或类似淀粉的根茎作物、蛛形纲、木兰纲、矿泉水、睡莲科等，产品形式出现了含植物或其部分的糖果等。

表5.7 2017—2018年神经系统疾病含硒技术专利最新进展

技术领域	IPC分类小组	涉及技术	申请年份
块茎或类似淀粉的根茎作物	A23L019/10	预防或改善老年痴呆症的组合物及其应用,含有微量元素硒	2018
		牡蛎肽虫草素制品,含有酵母硒	2018
含蛛形纲的医药成分	A61K-035/646	防脑卒中及后遗症的织物防护衣,含有纳米硒(无权-主动撤回)	2018
		颈腰透骨消痛液搽剂及其制备方法,含蜈蚣粉、全蝎粉等	2018
含木兰纲(Magnoliopsida)的医药成分	A61K-008/9789	细胞营养液的制备及使用方法,结合小分子水细胞液促进细胞对硒元素的吸收,有效治疗风湿性关节疾病	2018
		尤力克柠檬花挥发油提取物及成分的检测方法和其用途,具有抑菌、祛痰、止咳、平喘、溶解胆结石、镇静、抗肿瘤和/或驱蚊功效	2018
矿泉水	A61K-035/08	治疗心脑血管疾病的锗功能口服液及其制备方法,含有天然锗矿泉水、硒酵母等(无权-主动撤回)	2017
		保健液在制备防治阿尔茨海默病药物中的应用,保健液是经脱盐处理后的海洋深层水	2018
含植物或其部分的糖果	A23G-003/48	益智安神的富硒人参压片糖果及其制备方法	2018
		蛹虫草压片糖果,能够抑制癌细胞的增长,含富硒黄精、富硒菊花、富硒葛根等	2017
含来自睡莲科成分的药物制剂	A61K-036/62	防癌抗癌保健酒及其制备方法,含富硒平菇多肽,具有明显的抗氧化、增强机体免疫力、防癌抗癌等作用	2018
		具有修复代谢功能的清糖口服液及其制备方法,含有酵母硒	2017

5.8 本章小结

全球神经系统疾病含硒技术专利申请数量整体呈现增长态势,但2009—2019年发展减缓,专利申请数量减少,发明人数量呈现下降趋势,近年来新增发明人明显减少。美国较早开始申请神经系统疾病含硒技术专利,并在1998—2008年快速发展,但2009年后专利申请数量呈现下降趋势。中国神经系统疾病含硒技术专利申请数量在2005年之前较少,从2005年开始呈现快速发展趋势。

中国机构较多关注治疗神经系统疾病的药物、治疗中枢神经系统神经变性疾病的药物、抗抑郁药、安眠药、镇静药。美国主要机构关注点与中国机构类似,此外还关注用于治疗异常运动的药物、抗癫痫药、抗惊厥药。美国机构具有较多核心技术,将硒作为矿物质加入营养药物、调节剂、抑制剂中,并利用含硒培养基开发神经胶质细胞。中国近年来出现了一批新技术,涉及蛛形纲、木兰纲、矿泉水、睡莲科等成分来源,还出现了含植物或其部分的糖果等产品形式。

第6章 抗肿瘤含硒技术专利分析

6.1 全球专利发展趋势

抗肿瘤含硒技术专利(基于优先权专利)数量为1161件,其发展态势如图6.1所示。总体来看,抗肿瘤含硒技术专利申请数量呈现增长态势。抗肿瘤含硒技术专利发展具体可分为三个阶段:1992—1997年是抗肿瘤含硒技术专利的起步萌芽期,专利申请数量较少;1998—2011年是抗肿瘤含硒技术专利的高速增长期,全球对相关技术研发和专利申请更为积极;2012—2019年是抗肿瘤含硒技术专利的平缓发展期,专利申请数量有增有降,每年申请数量为120件左右。

近年来,抗肿瘤含硒技术不断发展,大量的新专利发明人持续加入这一研发领域,推动该领域的发展。抗肿瘤含硒技术发明人的发展态势如图6.2所示。总体来看,总发明人数量呈现上升趋势;特别是1998年后,发明人数量呈现直线上升趋势。发明人的发展主要分成三个阶段:1992—1997年,发明人数量较少,每年新增的发明人数量也较少,研发力量还较为薄弱;1998—2011年,发明人数量呈现高速增长的趋势,每年都有大量的新发明人进入研发领域;2012—2019年,发明人数量呈现缓慢下降的趋势。

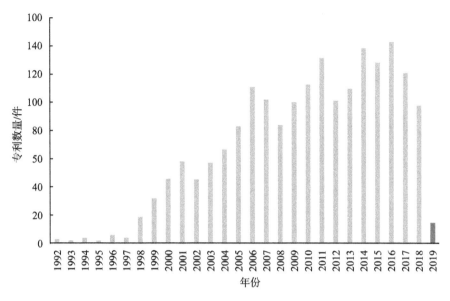

图6.1 抗肿瘤含硒技术专利的发展态势

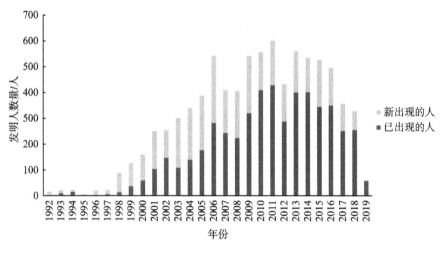

图6.2 抗肿瘤含硒技术发明人的发展态势

6.2 专利技术分布状况

根据IPC分类法,结合抗肿瘤含硒技术的特点,对抗肿瘤含硒技术专利涉及的技术领域开展分析,结果如表6.1所示。抗肿瘤含硒技术主要为治疗药物,包括抗肿瘤药、治疗白血病的抗肿瘤药、治疗转移瘤的抗肿瘤药等,涉及专利1158件。其中,治疗白血病的抗肿瘤药、治疗转移瘤的抗肿瘤药都属于抗肿瘤药中的具体医药。此外,抗肿瘤硒治疗技术的医疗设备专利56件,检测技术专利1件(涉及加利福尼亚大学发明的测量抗氧化剂水平的试剂可用于测量生物样品中的硒含量)。

表6.1　抗肿瘤含硒技术专利涉及的技术领域

IPC分类小组	技术领域	申请数量/件	年份	近3年申请量占比(热点)
A61P-035/00	抗肿瘤药	1149	1992—2019	18%
A61P-035/02	治疗白血病的抗肿瘤药	97	1996—2019	11%
A61P-035/04	治疗转移瘤的抗肿瘤药	63	1998—2019	27%

从时间跨度来看,抗肿瘤药在1992年出现,治疗白血病的抗肿瘤药在1996年出现,治疗转移瘤的抗肿瘤药在1998年出现。

从技术热点来看,治疗转移瘤的抗肿瘤药近3年申请量占比27%,这表明该技术领域相对自身发展较快,此外抗肿瘤药、治疗白血病的抗肿瘤药也有较快发展。

从医药成分来看,抗肿瘤药、治疗白血病的抗肿瘤药、治疗转移瘤的抗肿瘤药涉及包括硒在内的多种成分,其中无机有效成分主要为无机硒及化合物、锌及其化合物、铜及其化合物等,有机有效成分主要为α-氨基酸,抗坏血酸(维生素C),多糖类及其衍生物,生育酚(维生素E),硫、硒或碲的化合物等(表6.2)。

表6.2　抗肿瘤含硒专利医药成分

分类	有效成分	抗肿瘤药	治疗白血病的抗肿瘤药	治疗转移瘤的抗肿瘤药
无机有效成分	无机硒及化合物	232	5	8
	锌及其化合物	68	1	1
	铜及其化合物	50	3	
	铝、钙、镁及其化合物	49		1

续表

分类	有效成分	抗肿瘤药	治疗白血病的抗肿瘤药	治疗转移瘤的抗肿瘤药
无机有效成分	铁及其化合物	39	1	
	锰及其化合物	35	2	
有机有效成分	α-氨基酸	65	7	5
	抗坏血酸(维生素C)	63	5	4
	多糖类及其衍生物	59	2	2
	生育酚(维生素E)	55	4	6
	硫、硒或碲的化合物	55	6	1
	与稠合的碳环相连的糖基化合物	53	3	6
	与杂环系统邻位或迫位稠合的嘧啶	52	8	7
	羧酸	39	4	5
	大麻酚、乙胺太林等杂环化合物	36	2	4
	四元环的杂环化合物	35	1	3
	直接与环相连的氧原子的酮类	35	3	5
	非稠合的且有另外的杂环的1,4口恶嗪类	33	8	7
	含另外杂环的非稠合哌嗪	29	5	8
	钴胺类	30	2	1
	酸、酐、卤化物或其盐类	29	2	4
	四唑等杂环化合物	28	5	5

6.3　主要国家/地区分布

全球抗肿瘤含硒技术专利(基于优先权专利)数量前10位国家/地区分布如图6.3所示。开展抗肿瘤含硒技术专利研发的国家/地区主要有中国、美国、加拿大、韩国、欧洲专利局、日本、澳大利亚、巴西、英国、法国。从同族专利受理数量来看,这些国家/地区也是相关专利受理数量最多的国家/地区。其中,中国优先权专利数量561件,占全球专利数量的48.2%,领先其他国家/地区。

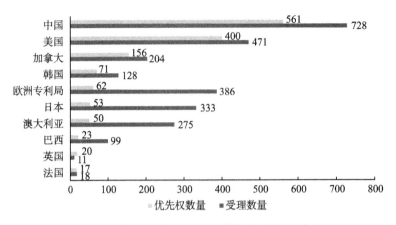

图6.3　抗肿瘤含硒技术专利的国家/地区分布

中国、美国、加拿大等主要国家/地区抗肿瘤含硒技术专利的发展态势如图6.4所示。美国较早开始申请抗肿瘤含硒技术专利,并在1998—2011年快速发展,但2012年后专利申请数量呈现下降趋势。中国抗肿瘤含硒技术专利申请数量在2004年之前较少,从2005年开始呈现快速发展趋势。加拿大在2004—2015年专利申请数量快速增长,从2016年开始呈现下降趋势。

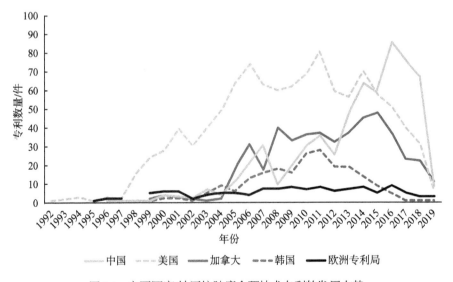

图6.4　主要国家/地区抗肿瘤含硒技术专利的发展态势

6.4 主要专利权人分布和技术布局

全球抗肿瘤含硒技术主要专利权人如表6.3所示,各专利权人的专利数量不少于6件。其中包括中国的8家机构(暨南大学、韩城市秦龙花椒科技有限责任公司、苏州知微堂生物科技有限公司、深圳福山生物科技有限公司、沈阳药科大学、首都医科大学、中国药科大学、大连大学)。苏州知微堂生物科技有限公司虽然有12件专利,但均处于无效状态。

表6.3 抗肿瘤含硒技术主要专利权人及其专利数量

排名	专利权人	国家	专利数量/件	申请年份	占全部专利比例
1	暨南大学	中国	20	2005—2018	10%
2	Immunomedics公司	美国	14	1999—2017	7%
3	韩城市秦龙花椒科技有限责任公司	中国	12	2016—2016	0
4	苏州知微堂生物科技有限公司	中国	12	2009—2011	0
5	德克萨斯大学	美国	12	2000—2018	8%
6	Sirtris制药公司	美国	11	2005—2015	0
7	深圳福山生物科技有限公司	中国	10	2012—2017	20%
8	沈阳药科大学	中国	10	2010—2018	20%
9	加利福尼亚大学	美国	9	2000—2018	33%
10	雅培制药公司	美国	8	2004—2012	0
11	首都医科大学	中国	8	2012—2014	0
12	中国药科大学	中国	8	2008—2018	12%
13	Almirall公司	西班牙	6	2010—2016	0
14	法国国家科研中心	法国	6	2001—2016	0
15	G.D. Searle & Co公司	美国	6	1997—2004	0
16	大连大学	中国	6	2008—2014	0
17	霍普金斯大学	美国	6	1998—2015	0

全球抗肿瘤含硒技术主要专利权人的技术布局如表6.4所示。暨南大学专利数量最多,主要布局于抗肿瘤药。Immunomedics公司关注抗肿瘤药,特别是治疗白血病的抗肿瘤药。Sirtris制药公司关注抗肿瘤药,特别关注治

疗转移瘤的抗肿瘤药。此外,德克萨斯大学、Almirall公司、中国药科大学对治疗白血病的抗肿瘤药也有较多申请。

表6.4　抗肿瘤含硒技术主要专利权人的技术布局

专利权人	抗肿瘤药	治疗白血病的抗肿瘤药	治疗转移瘤的抗肿瘤药
暨南大学	20		
Immunomedics公司	14	7	3
韩城市秦龙花椒科技有限责任公司	12		
苏州知微堂生物科技有限公司	12	1	
德克萨斯大学	12	4	2
Sirtris制药公司	10	3	8
深圳福山生物科技有限公司	10		
沈阳药科大学	10		
加利福尼亚大学	9	1	1
雅培制药公司	8	1	
首都医科大学	8	1	1
中国药科大学	8	2	
Almirall公司	6	3	
法国国家科研中心	6		
G.D. Searle & Co公司	6		
大连大学	6		
霍普金斯大学	6	1	1

6.5　主要专利权人核心专利分析

通过综合考虑被引频次、技术保护范围等信息以及对标题和摘要信息的判读,筛选出主要专利权人的多件核心专利,如表6.5所示。

Immunomedics公司拥有1件核心专利,涉及融合蛋白,可用于六价DNL复合物,通过诱导细胞凋亡来预防和治疗疾病。

德克萨斯大学拥有1件核心专利,将治疗剂分配到局部区域,可用于肿瘤的基因治疗,涉及硒酵母。

Sirtris制药公司拥有8件核心专利,涉及稠合杂环衍生物、sirtuin活化化合物、咪唑(2,1-b)噻唑衍生物、N-苯基苯甲酰胺衍生物、苯并咪唑衍生物、喹啉衍生物、恶唑并吡啶衍生物、苯并噻唑和噻唑并吡啶衍生物的组合物等多种物质。这些药物除了可用于治疗癌症,还可用于胰岛素抵抗、代谢综合征、心血管疾病、关节炎、高血压和失血性休克等多种疾病。其中,硒作为多种营养物质中的一种,参与疾病的治疗。

加利福尼亚大学拥有3件核心专利,涉及原纤维聚集体的构象表位的新组合物,硒是组成组合物的载体的多种材料中的一种。除了药物外,加利福尼亚大学还开发了检测癌细胞及其药物的探针,其纳米颗粒中含有硒的化合物。

霍普金斯大学拥有3件核心专利,涉及甾体生物碱、吡咯衍生物,通过抑制细胞中的hedgehog途径,可以治疗癌症或神经系统疾病,其成分中含有硒醚。

表6.5　抗肿瘤含硒技术主要专利权人的核心专利

专利权人	专利号	专利名称	被引频次
Sirtris 制药公司	WO2006094235-A1等	New fused heterocyclic derivatives, useful to treat e.g. insulin resistance, a metabolic syndrome, cardiovascular diseases, arthritis, high blood pressure and hemorrhagic shock, are sirtuin modulators	66
Sirtris 制药公司	WO2007008548-A等	Use of sirtuin activating compound e.g. resveratrol for treating obesity, insulin resistance disorder or hypothermia or enhancing motor performance or muscle endurance	64
霍普金斯大学	O9952534-A1等	Inhibiting hedgehog signal transduction pathways by reducing sensitivity of cell to hedgehog protein, preferably using steroidal alkaloid, useful e.g. for treating cancer or neurological disorders	62

续表

专利权人	专利号	专利名称	被引频次
Sirtris制药公司	WO2007019344-A1等	New imidazo(2, 1-b)thiazole derivatives used for treating e. g. disease or disorder associated with cell death or aging in a subject such as stroke, cardiovascular disease, arthritis, high blood pressure, and Alzheimer's disease	57
Sirtris制药公司	WO2006094236-A1等	Use of N-phenyl benzamide derivatives for promoting survival of eukaryotic cell and treating disease e. g. stroke, cardiovascular disease, arthritis and neurodegenerative disorder	43
加利福尼亚大学	WO2004024090-A2等	New composition comprising a conformational epitope of a protofibrillar aggregate, useful for preventing or treating a disease or condition characterized by the presence of amyloid deposits, e.g. Alzheimer's disease	43
德克萨斯大学	WO200249501-A2等	Dispensing a therapeutic agent in situ to a localized region e. g. a tumor useful for gene therapy comprises administering a polymer composition, a cross-linking composition and the therapeutic agent to the region	36
纽迪希亚公司	WO200247703-A2等	Novel preparation for stimulating or enhancing an immune system, comprises agents that stimulate T-lymphocytes in vivo for treating cancer	34
霍普金斯大学	WO2003088970-A2等	Pharmaceutical composition for inhibiting the hedgehog pathway in cells and the unwanted proliferation of cells e. g. medulla blastoma, rhabdomyosarcoma and ovarian cancer comprises a hedgehog antagonist compound	32
Sirtris制药公司	WO2007019416-A1等	Use of benzimidazole derivatives or heterocyclic compounds for promoting survival of eukaryotic cells and for treating aging-related disease e.g. stroke, cardiovascular disease, and arthritis	30

续表

专利权人	专利号	专利名称	被引频次
Sirtris 制药公司	WO2006094237-A2 等	New quinoline derivatives active as sirtuin modulators useful e.g. to treat and prevent cell death or aging associated diseases or disorders, insulin resistance, diabetes and neurodegenerative disorders	30
加利福尼亚大学	WO2006083533-A2 等	Inhibiting drusen / drusen-like deposit biosynthesis and preventing disease such as chorioretinal disorder, by administering conformational epitope of drusen forming aggregate, an antibody to epitope, or amyloid beta-derived diffusible ligand	30
加利福尼亚大学	WO2009045579-A2 等	Probe useful for the detection and treatment of a cancer comprises a nanoparticle coated with a hydrophilic coating or transparent coating attached to an imaging agent	29
Sirtris 制药公司	WO2007019417-A1 等	Composition useful in the treatment of e. g. disease or disorder associated with cell death or aging such as stroke, arthritis, high blood pressure, and Alzheimer's disease comprises oxazolopyridine derivatives	29
霍普金斯大学	WO2009073193-A2 等	Polymer matrix useful for treating vascular or non-vascular condition, comprises nanoparticles loaded after polymerization with one or more bioactive agents	28
Sirtris 制药公司	WO2007019346-A1 等	Composition useful in the treatment of e. g. disease or disorder associated with cell death or aging such as stroke, arthritis, high blood pressure, and Alzheimer's disease comprises benzothiazole and thiazolopyridine derivatives	25

续表

专利权人	专利号	专利名称	被引频次
Immunomedics公司	US2011256053-A1 等	New fusion protein used for killing cluster of differentiation (CD)20 and / or CD22 cells, comprises immunoglobulin G antibody attached to anchor domain moiety sequence from N-terminus of A-kinase anchor protein	24

6.6 主要专利权人的专利保护和合作策略

全球抗肿瘤含硒技术主要专利权人的专利保护区域分布如表6.6所示。国外主要机构对PCT专利全球申请非常重视。暨南大学、深圳福山生物科技有限公司、中国药科大学等中国的部分机构开始关注外国市场,在WO、美国、欧洲专利局等申请专利,但对国外专利布局尚未足够重视。德克萨斯大学、Sirtris制药公司、Immunomedics公司等国外主要机构重视在全球申请专利,在中国基本都有专利布局。

表6.6 抗肿瘤含硒技术主要专利权人的专利保护区域分布

专利权人	中国	WO	美国	欧洲专利局	日本	澳大利亚	加拿大	韩国	印度	巴西
暨南大学	20	1	1	1	1					
Immunomedics公司	2	8	11	8	3	4	8		4	
韩城市秦龙花椒科技有限责任公司	12									
苏州知微堂生物科技有限公司	12									
德克萨斯大学	6	11	10	9	7	9	5	6	5	3
Sirtris制药公司	7	11	8	11	9	11	8	1		1
深圳福山生物科技有限公司	10	2								
沈阳药科大学	10									
加利福尼亚大学	2	8	8	6	6	5	3	1	1	1

续表

专利权人	中国	WO	美国	欧洲专利局	日本	澳大利亚	加拿大	韩国	印度	巴西
雅培制药公司	2	3	7	2	2	2	3	1	2	1
首都医科大学	8									
中国药科大学	8	1	1	1	1	1	1	1		
Almirall公司	3	5	3	4	3	3	3	3	3	3
法国国家科研中心		6	6	6	3	1	2			
G.D. Searle & Co公司	1	6	4	6	6	6			2	1	2
大连大学	6									
霍普金斯大学		6	6	5	3	3	2			

抗肿瘤含硒技术主要专利权人的合作关系如图6.5所示。从图中可以看出,机构之间的合作较少,仅Sirtris制药公司和霍普金斯大学开展合作。

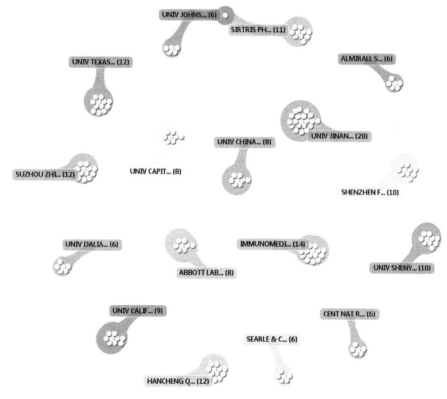

图6.5 抗肿瘤含硒技术主要专利权人的合作关系

6.7 2017—2018年新技术动向

2017—2018年,抗肿瘤含硒技术新出现的主要条目如表6.7所示。具体来说,硒在抗致肿瘤基因的转移产物、空心合金纳米材料方面得到新应用,产品形式出现了加调味配料制备酒、以成分为特征的糖果等,成分来源涉及睡莲科、原料回收或精制香精油,并出现了二氢杨梅素硒化合物等。

表6.7 2017—2018年抗肿瘤含硒技术专利最新进展

技术领域	IPC分类	涉及技术	申请年份
抗致肿瘤基因的转移产物	C07K-016/32	光响应量子点药物递送系统(QD-DDS),包含水溶性量子点纳米颗粒,在量子点吸收波长下可从QD-DDS释放的药物分子	2018
		包含抗体的新型可激活抗体,可用于治疗膀胱癌、脑癌、乳腺癌、宫颈癌和结直肠癌。	2017
		抗体药物偶联物(ADC),可用于治疗肿瘤疾病,包含抗体或保留靶标结合特性的抗体片段或衍生物。	2019
加调味配料制备酒	C12G-003/06	含有硒成分的白姜酒酿造工艺(无权-主动撤回)	2018
		具有防癌抗癌、增强机体抗病能力的保健药酒,通过饮酒方式,解决身体对药物的吸收	2017
		用于提高免疫力、预防感冒的保健药酒	2017
金属粉末的专门处理	B22F-001/00	具有过氧化氢酶活性的合金空心纳米材料的制备方法	2018
		空心合金纳米材料的制备方法,能够直接装载药物分子,具有近红外二区吸收峰且无生物毒性,能够用于生物医学应用	2018
以成分为特征的糖果	A23G-003/36	用于治疗、预防和/或修复癌症的复方小球藻组合物,含富硒灰树花真菌多糖提取物等	2018
		蛹虫草压片糖果,能够抑制癌细胞的增长,含富硒黄精、富硒菊花、富硒葛根等	2017
含来自睡莲科成分的医药成分	A61K-036/62	防癌抗癌保健酒及其制备方法,含富硒平菇多肽,具有明显的抗氧化、增强机体免疫力、防癌抗癌等作用	2018
		具有修复代谢功能的清糖口服液及其制备方法,含有酵母硒	2017

技术领域	IPC分类	涉及技术	申请年份
从原料回收或精制香精油	C11B-009/02	通城虎挥发油在制备防治癌症和/抑菌产品中的应用	2018
		尤力克柠檬花挥发油提取物及成分的检测方法和其用途,具有抑菌、祛痰、止咳、平喘、溶解胆结石、镇静、抗肿瘤和/或驱蚊功效	2018
有连接在六元芳环碳原子上的硒原子	C07C-391/02	治疗肝癌及相关肝脏疾病的二氢杨梅素硒化合物	2017

6.8　本章小结

　　全球抗肿瘤含硒技术专利申请数量整体呈现增长态势,但2012—2019年发展平缓,专利申请数量增速减缓,发明人数量呈现缓慢下降趋势。美国较早开始申请抗肿瘤含硒技术专利,专利数量在1998—2011年快速发展,但2012年后呈现下降趋势。中国抗肿瘤含硒技术专利申请数量在2004年之前较少,从2005年开始呈现快速发展趋势。自此,中国抗肿瘤含硒技术专利申请的主要力量。

　　中国机构较多关注抗肿瘤药。美国除关注抗肿瘤药外,还较多关注治疗白血病的抗肿瘤药、治疗转移瘤的抗肿瘤药。美国机构具有较多核心技术,将硒作为矿物质加入融合蛋白等抗肿瘤治疗中,并研发了检测癌细胞及其药物的探针。中国出现了一批技术,制备了酒、糖果等多种形式的抗肿瘤食品,并开发了二氢杨梅素硒化合物等。

第7章 消化系统疾病含硒技术专利分析

7.1 全球专利发展趋势

消化系统疾病含硒技术专利(基于优先权专利)数量为818件,其发展态势如图7.1所示。总体来看,消化系统疾病含硒技术专利申请数量呈现增长态势。消化系统疾病含硒治疗技术专利发展可分为两个阶段。1990—1998年是消化系统疾病含硒技术专利的起步萌芽期,专利申请数量较少;1998—2019年是消化系统疾病含硒技术专利的增长期,专利申请数量呈现快速增长,特别是2016年以来,专利申请数量快速增长。其中,中国的苏州知微堂生物科技有限公司在2009—2011年申请较多专利(2009年24件,2010年47件,2011年33件),但都处于无效状态。

近年来,消化系统疾病含硒技术不断发展,大量的新发明人持续加入这一研发领域,推动该领域的发展。消化系统疾病含硒技术发明人的发展态势如图7.2所示。总体来看,发明人数量呈现上升趋势;特别是1999年后,发明人数量呈现直线上升趋势,并在2016年呈现再次增长的趋势。发明人的发展主要分成两个阶段:1990—1998年,发明人数量较少,每年新增的发明人数量也较少,研发力量还较为薄弱;1999—2019年,发明人数量呈现高速增长的趋势,每年都有大量的新发明人进入研发领域。

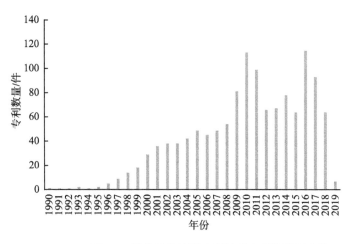

图7.1 消化系统疾病含硒技术专利的发展态势

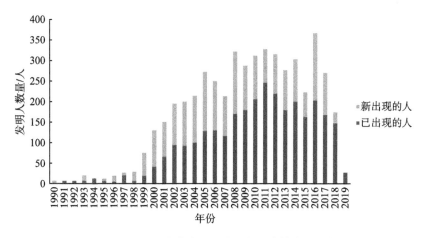

图7.2 消化系统疾病含硒技术发明人的发展态势

7.2 专利技术分布状况

根据IPC分类法,结合消化系统疾病含硒技术的特点,对消化系统疾病含硒技术专利涉及的技术领域开展分析,结果如表7.1所示。消化系统疾病含硒技术主要为治疗肝脏或胆囊疾病的药物,治疗消化道或消化系统疾病的药物,助消化药,治疗溃疡、胃炎或回流性食管炎的药物,口腔用制剂,止泻药,治疗恶心、晕动病或者眩晕的药物,轻泻药(帮助肠道排泄的药物)等,涉及专利816件。此外,消化系统疾病治疗技术的医疗设备专利28件,检测技术专利2件(涉及深圳大学发明的含高硒蛋白红球藻的检测方法、黄振宇发明的通过HPLC检测富硒麦芽提取物样品)。

表7.1　消化系统疾病含硒技术专利涉及的技术领域

IPC分类小组	技术领域	申请数量/件	年份	近3年申请量占比(热点)
A61P-001/16	治疗肝脏或胆囊疾病的药物	290	1990—2019	21%
A61P-001/00	治疗消化道或消化系统疾病的药物	250	1993—2019	15%
A61P-001/14	助消化药	215	1997—2018	22%
A61P-001/04	治疗溃疡、胃炎或回流性食管炎的药物	170	1998—2019	17%
A61P-001/02	口腔用制剂	79	1995—2018	22%
A61P-001/12	止泻药	70	1998—2019	16%
A61P-001/08	治疗恶心、晕动病或者眩晕的药物	53	1999—2019	11%
A61P-001/10	轻泻药	44	1999—2018	11%

从时间跨度来看,治疗肝脏或胆囊疾病的药物在1990年出现,治疗消化道或消化系统疾病的药物在1993年出现,口腔用制剂在1995年出现,助消化药,治疗溃疡、胃炎或回流性食管炎的药物,止泻药等在1997年后出现。

从技术热点来看,助消化药、口腔用制剂、治疗肝脏或胆囊疾病的药物近3年申请量占比21%以上,这表明该技术领域相对自身发展较快,此外治疗溃疡、胃炎或回流性食管炎的药物,止泻药,治疗消化道或消化系统疾病的药物也有较快发展。

从医药成分来看,消化系统疾病含硒药物专利涉及包括硒在内的多种成分,其中无机有效成分主要为无机硒及化合物,锌及其化合物,铝、钙、镁及其化合物,铁及其化合物等,有机有效成分主要为抗坏血酸(维生素C)、生育酚(维生素E)、α-氨基酸、与杂环系统邻位或迫位稠合的嘧啶、异咯嗪(核黄素、维生素B2)等(表7.2)。

表7.2 消化系统疾病含硒专利医药成分

分类	有效成分	治疗肝脏或胆囊疾病的药物	治疗消化道或消化系统疾病的药物	助消化药	治疗溃疡、胃炎或回流性食管炎的药物	口腔用制剂	止泻药	治疗恶心、晕动病或者眩晕的药物	轻泻药	治疗胰腺疾病的药物	镇痉药
无机有效成分	无机硒及化合物	58	49	37	24	15	12	4	8	4	2
	锌及其化合物	26	24	20	22	10	5	4	4	3	
	铝、钙、镁及其化合物	18	24	15	15	9	5	3	5	2	1
	铁及其化合物	12	14	21	14	5	6	4	2	2	
	铜及其化合物	11	14	12	11	6	4	2	4		
	锰及其化合物	9	9	12	12	3	3	1	2	2	1
有机有效成分	抗坏血酸(维生素C)	19	16	16	19	9	4	5	4	3	3
	生育酚(维生素E)	23	14	16	17	8	2	5	5	2	2
	α-氨基酸	21	16	12	16	3	3	4	2	4	3
	与杂环系统邻位或迫位稠合的嘧啶	14	12	9	14	3	2	3	4	1	1
	异咯嗪(核黄素、维生素B2)	13	12	11	12	3	3	1	5		2
	视黄醇化合物	12	8	10	12	5	4	5	4	1	1
	钴胺类有机有效成分	10	7	10	11	5	2	2	6	2	1
	吡哆醇	9	7	10	11	3	2	2	6	1	1
	多糖类及其衍生物	14	17	4	9	1			2	2	1
	直接与环相连的氧原子的酮类	13	8	7	13	5	2	2	3	2	1
	硫胺(维生素B1)	9	7	10	9	3	2	2	3	1	1
	3个或3个以上双键的羧酸	8	14	4	9	1	3	1	6	2	
	寡糖	4	13	7	11		4		6	2	
	烟酸及其衍生物	8	5	8	8	1	1	1	3	1	1
	氨基酸	7	6	7	9	3	1	1	3	1	

7.3 主要国家/地区分布

全球消化系统疾病含硒技术专利(基于优先权专利)数量前10位国家/地区分布如图7.3所示。开展消化系统疾病含硒技术专利研发的国家/地区主要有中国、美国、加拿大、欧洲专利局、日本、韩国、澳大利亚、巴西、德国、俄罗斯。从同族专利受理数量来看,这些国家/地区也是相关专利受理数量最多的国家/地区。其中,中国优先权专利数量468件,领先其他国家/地区。

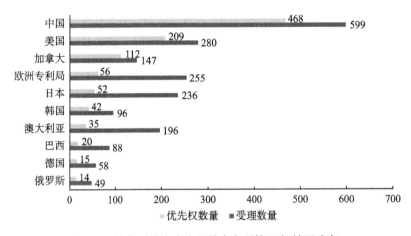

图7.3 消化系统疾病含硒技术专利的国家/地区分布

中国、美国、加拿大等主要国家/地区消化系统疾病含硒技术专利的发展态势如图6.4所示。美国较早开始申请消化系统疾病含硒技术专利,并在1998—2011年快速发展,2012年后专利申请数量呈现下降趋势。中国消化系统疾病含硒技术专利申请数量在2005年之前较少,从2005年开始呈现快速发展趋势,2009—2011年由于苏州知微堂生物科技有限公司申请较多,专利数量激增,从2015年开始快速增长。加拿大在2004—2015年专利申请数量快速增长,从2016年开始呈现下降趋势。

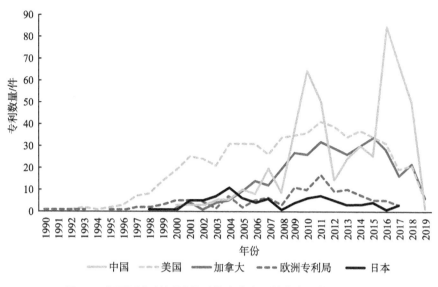

图7.4 主要国家/地区消化系统疾病含硒技术专利的发展态势

7.4 主要专利权人分布和技术布局

全球消化系统疾病含硒技术主要专利权人如表7.3所示,各专利权人的专利数量不少于4件。其中包括中国的10家机构(苏州知微堂生物科技有限公司、南通蛇类治疗研究所、青岛嘉瑞生物技术有限公司、暨南大学、安徽鲜福临食品有限责任公司、中国科学院天然产物化学重点实验室、陆川县米场镇合美种养专业合作社联合社、深圳福山生物科技有限公司、睢宁立骏生物科技有限公司、西林县大银子铁皮石斛种销农民专业合作社)。苏州知微堂生物科技有限公司的15件专利都处于无效状态。

表7.3 消化系统疾病含硒技术主要专利权人及其专利数量

排名	专利权人	国家	专利数量/件	申请年份	占全部专利比例
1	苏州知微堂生物科技有限公司	中国	104	2009—2011	0
2	雀巢公司	瑞士	21	1998—2019	10%

续表

排名	专利权人	国家	专利数量/件	申请年份	占全部专利比例
3	南通蛇类治疗研究所	中国	13	2014—2017	15%
4	纽迪希亚公司	荷兰	8	2000—2015	0
5	Kaneka公司	日本	6	2004—2012	0
6	费森尤斯卡比公司	德国	5	2000—2017	20%
7	青岛嘉瑞生物技术有限公司	中国	5	2013—2016	0
8	暨南大学	中国	5	2005—2018	20%
9	安徽鲜福临食品有限责任公司	中国	4	2014—2017	25%
10	人类基因组科学公司	美国	4	2000—2017	25%
11	中国科学院天然产物化学重点实验室	中国	4	2011—2014	0
12	陆川县米场镇合美种养专业合作社联合社	中国	4	2017	100%
13	Neurosearch公司	丹麦	4	2002—2006	0
14	诺华公司	瑞士	4	2000—2009	0
15	深圳福山生物科技有限公司	中国	4	2014—2017	25%
16	睢宁立骏生物科技有限公司	中国	4	2018—2018	100%
17	西林县大银子铁皮石斛种销农民专业合作社	中国	4	2016—2016	0

　　全球消化系统疾病含硒技术主要专利权人的技术布局如表7.4所示。雀巢公司关注治疗消化道或消化系统疾病的药物,治疗溃疡、胃炎或回流性食管炎的药物,助消化药。南通蛇类治疗研究所关注助消化药。纽迪希亚公司关注治疗肝脏或胆囊疾病的药物、轻泻药。Kaneka公司关注治疗消化道或消化系统疾病的药物,并在助消化药等上也有布局。费森尤斯卡比公司关注治疗溃疡、胃炎或回流性食管炎的药物。人类基因组科学公司关注治疗肝脏或胆囊疾病的药物,治疗消化道或消化系统疾病的药物,治疗溃疡、胃炎或回流性食管炎的药物,治疗胰腺疾病的药物。

表7.4 消化系统疾病含硒技术主要专利权人的技术布局

专利权人	治疗肝脏或胆囊疾病的药物	治疗消化道或消化系统疾病的药物	助消化药	治疗溃疡、胃炎或回流性食管炎的药物	口腔用制剂	止泻药	治疗恶心、晕动病或者眩晕的药物	轻泻药	治疗胰腺疾病的药物
苏州知微堂生物科技有限公司	24	39	33	31	11	27	33	11	2
雀巢公司		12	5	6		2			
南通蛇类治疗研究所	1	1	10		3	1			
纽迪希亚公司	4	2		1		1		4	2
Kaneka公司	1	3	2	2	1		1		1
费森尤斯卡比公司		1	2	3					
青岛嘉瑞生物技术有限公司	2		3						
暨南大学	3	3		1					1
安徽鲜福临食品有限责任公司			4						
人类基因组科学公司	4	4		4					4
中国科学院天然产物化学重点实验室	4								
陆川县米场镇合美种养专业合作社联合社	2		1				1		
Neurosearch公司		2		4		2		1	
诺华公司	1	1		2		2			
深圳福山生物科技有限公司	3		1						
睢宁立骏生物科技有限公司			4						
西林县大银子铁皮石斛种销农民专业合作社			4				1	1	

7.5 主要专利权人核心专利分析

通过综合考虑被引频次、技术保护范围等信息以及对标题和摘要信息的判读,筛选出主要专利权人的多件核心专利,如表7.5所示。

雀巢公司拥有2件核心专利,涉及肠内配方核糖核苷酸、包含乳铁蛋白和益生菌的营养组合物,在这些营养组合物中添加了硒等矿物质。

纽迪希亚公司拥有4件核心专利,涉及包含脂质部分的营养药物、使用核糖和叶酸盐的组合的营养物、多不饱和脂肪酸的制备、增加细胞谷胱甘肽水平的饮食或药物组合物,在这些营养组合物中添加了硒等矿物质。

Kaneka公司拥有1件核心专利,涉及血中持续性辅酶Q组合物,抗氧化剂中包含硒或硫辛酸或其抗氧化酶。

表7.5 消化系统疾病含硒技术主要专利权人的核心专利

专利权人	专利号	专利名称	被引频次
纽迪希亚公司	EP1800675-A1等	Composition useful for treating, e. g. dementia comprises lipid fraction of docosahexaneoic acid, docosapentaenoic acid and eicosapentaenoic acid; protein fraction of cysteine and taurine; and mineral fraction of manganese and molybdene	111
纽迪希亚公司	WO200185178-A1等	Use of a combination of ribose and folate in nutritional composition for the treatment of e. g. trauma, surgery and subfertility	68
雀巢公司	WO200239834-A1等	Composition useful in the treatment of immune conditions comprises protein, carbohydrate, fat, probiotic lactic acid bacterium, fructo-oligosaccharide and / or inulin sources	37

续表

专利权人	专利号	专利名称	被引频次
纽迪希亚公司	WO2005122790-A1等	Use of polyunsaturated fatty acids for manufacturing compositions comprising eicosapentaenoic acid, docosahexaenoic acid, arachidonic acid and oligosaccharides having mannose unit homology, used for stimulating intestinal barrier integrity	31
Neurosearch公司	WO2004043960-A1等	New 1,4-diazabicyclic biaryl derivatives are cholinergic receptor modulators used for treating e. g. anxiety, Alzheimer's disease, Parkinson's disease and inflammatory disorders	31
人类基因组科学公司	WO200179258-A1等	Albumin fusion proteins comprising a therapeutic protein and albumin, useful in the treating metastatic renal cell carcinoma, metastatic melanoma, malignant melanoma, renal cell carcinoma, HIV (human immunodeficiency virus) or infection	28
纽迪希亚公司	DE10151148-A1等	Dietetic or pharmaceutical composition for increasing cellular glutathione levels, especially for combating deficient hepatic function, comprising cysteine, glutathione biosynthesis promoter and e.g. lignan	22
雀巢公司	WO2011051482-A1等	Nutritional composition useful for infants and / or children comprises lactoferrin and probiotics	17
Kaneka公司	WO2005089740-A1等	Composition used for maintaining high level and long-term persistence of coenzyme Q in blood, comprises reduced coenzyme Q and oxidized coenzyme Q	16

7.6　主要专利权人的专利保护和合作策略

全球消化系统疾病含硒技术主要专利权人的专利保护区域分布如表7.6所示。国外主要机构对PCT专利申请的普遍非常重视。苏州知微堂生物科技有限公司、南通蛇类治疗研究所、青岛嘉瑞生物技术有限公司等中国机构主要布局中国市场，但对国外专利布局尚未足够重视。雀巢公司、纽迪希亚公司、Kaneka公司等国外主要机构重视在全球申请专利，在中国基本都有专利布局。

表7.6　消化系统疾病含硒技术主要专利权人的专利保护区域分布

专利权人	中国	WO	美国	欧洲专利局	日本	澳大利亚	加拿大	印度	韩国	墨西哥
苏州知微堂生物科技有限公司	104									
雀巢公司	21	21	21	21	11	21	15	13	2	17
南通蛇类治疗研究所	13									
纽迪希亚公司	6	8	5	6	3	3	1	3		
Kaneka公司	3	6	4	4	5	4	1	2	4	
费森尤斯卡比公司	2	3	4	3	2	1	1	1	1	1
青岛嘉瑞生物技术有限公司	5									
暨南大学	5	1	1	1	1					
安徽鲜福临食品有限责任公司	4									
人类基因组科学公司		4	2	4	4	4	2			
中国科学院天然产物化学重点实验室	4									
陆川县米场镇合美种养专业合作社联合社	4									
Neurosearch公司	2	4	4	4	4	3				2
诺华公司	4	4	4	4	4	4	1	4	1	3
深圳福山生物科技有限公司	4	1								
睢宁立骏生物科技有限公司	4									
西林县大银子铁皮石斛种销农民专业合作社	4									

消化系统疾病含硒技术主要专利权人的合作关系如图7.5所示。从图中可以看出，主要专利权人之间的合作较少，仅雀巢公司和诺华公司开展合作。

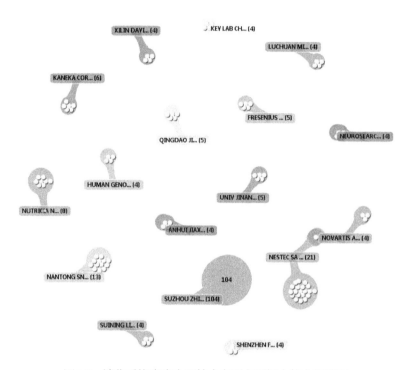

图7.5 消化系统疾病含硒技术主要专利权人的合作关系

7.7 2017—2018年新技术动向

2017—2018年，消化系统疾病含硒技术新出现的主要条目如表7.7所示。具体来说，成分来源包括大戟科、柑橘属，产品形式出现了茶，并出现了硒在天然有机微量元素浓缩液、胰岛素-转铁蛋白-亚硒酸钠混合补充液、苯并[def]咔唑类化合物中的应用。

表7.7　消化系统疾病含硒技术专利最新进展

技术领域	IPC分类小组	涉及技术	申请年份
茶香料、茶油	A23F-003/40	富硒百香果茶及其制备方法	2017
		黄蜀葵保健茶及其制备方法	2018
氟化物及其衍生物	A61K-008/21	天然有机微量元素浓缩液及其生产方法,包含硒等微量元素	2017
大戟科	A61K-036/47	治疗短肠综合征或分泌性腹泻,包含来自巴豆的原花色素聚合组合物	2018
柑橘属	A61K-131/00	青皮饮片的制备方法	2017
以其功能或物理性质为特征的材料	A61L-027/50	个性化肝细胞的培养和扩增方法及其应用,涉及胰岛素-转铁蛋白-亚硒酸钠混合补充液	2017
迫位稠合系	C07D-491/06	一类苯并[def]咔唑类化合物及其制备方法和应用,制备中氧化剂含有二氧化硒	2017
含有谷类得到的产品	A23L-007/10	调理婴幼儿腹泻的组合物	2018

7.8　本章小结

全球消化系统疾病含硒技术专利申请数量整体呈现增长态势。美国较早开始申请消化系统疾病含硒技术专利,并在1998—2008年快速发展,但2012年后专利申请数量呈现下降趋势。中国消化系统疾病含硒技术专利申请数量在2005年之前较少,从2005年开始增长,并在2009—2011年、2016—2018年有两波快速增长。

中国机构较多关注助消化药、治疗肝脏或胆囊疾病的药物。欧美机构较多关注治疗消化道或消化系统疾病的药物,治疗肝脏或胆囊疾病的药物,治疗溃疡、胃炎或回流性食管炎的药物,助消化药。欧美机构主要核心技术涉及将硒作为矿物质添加到治疗消化系统疾病的营养物中,以及包含硒的抗氧化剂。中国近年来出现了一批新技术,包括柑橘属等成分来源,针对消化系统疾病的茶等产品形式,并出现了硒在天然有机微量元素浓缩液、胰岛素-转铁蛋白-亚硒酸钠混合补充液、苯并[def]咔唑类化合物中的应用。

第8章 心血管疾病含硒技术专利分析

8.1 全球专利发展趋势

心血管疾病含硒技术专利(基于优先权专利)数量为650件,其发展态势如图8.1所示。总体来看,心血管疾病含硒技术专利申请数量呈现增长态势。心血管疾病含硒技术专利发展可分为三个阶段:1993—1997年是心血管疾病含硒技术专利的起步萌芽期,专利申请数量较少;1998—2008年是心血管疾病含硒技术专利的高速增长期,专利数量呈现快速增长;2012—2019年是心血管疾病含硒技术专利的平缓发展期,专利申请数量有增有降,每年申请数量达到60件左右。

近年来,心血管疾病含硒技术不断发展,大量的新发明人持续加入这一研发领域,推动该领域的发展。心血管疾病含硒技术发明人的发展态势如图8.2所示。总体来看,总发明人数量呈现上升趋势;特别是1998年后,发明人数量呈现直线上升趋势。发明人的发展主要分成三个阶段:1992—1997年,发明人数量较少,每年新增的发明人数量也较少,研发力量还较为薄弱;1998—2008年,发明人数量呈现高速增长趋势,每年都有大量的新发明人进入研发领域;2009—2019年,发明人数量呈现下降趋势。

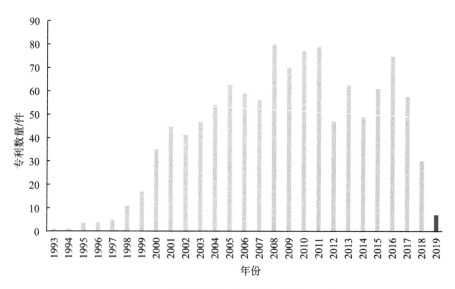

图8.1　心血管疾病含硒技术专利的发展态势

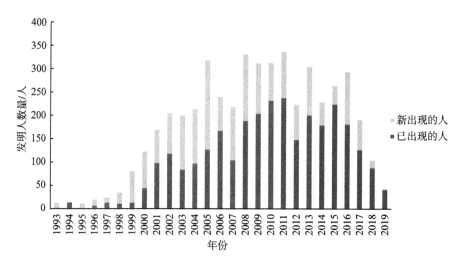

图8.2　心血管疾病含硒技术发明人的发展态势

8.2　专利技术分布状况

根据IPC分类法,结合心血管疾病含硒技术的特点,对心血管疾病含硒技术专利涉及的技术领域开展分析,结果如表8.1所示。心血管疾病含硒技术主要为药物,包括治疗心血管系统疾病的药物、治疗局部缺血或动脉粥样硬化疾病的药物、抗高血压药、影响肌收缩的药剂、治疗心力衰竭的药物、抗心律失常药、血管保护药、治疗痔疮药、治疗曲张的药物、毛细血管稳定剂、非特异性心血管兴奋剂、针对多种症状的血管舒张药等,涉及专利649件。此外,心血管疾病含硒治疗技术的医疗设备专利38件,检测技术专利0件。

表8.1　心血管疾病含硒技术专利涉及的技术领域

覆盖领域	IPC分类小组	技术领域	申请数量/件	年份	近3年申请量占比(热点)
心血管疾病医药产品	A61P-009/00	治疗心血管系统疾病的药物	383	1993—2019	14%
	A61P-009/10	治疗局部缺血或动脉粥样硬化疾病的药物	316	1995—2019	13%
	A61P-009/12	抗高血压药	177	1993—2019	15%
	A61P-009/04	影响肌收缩的药剂、治疗心力衰竭的药物	51	1997—2019	8%
	A61P-009/06	抗心律失常药	39	1993—2019	5%
	A61P-009/14	血管保护药、治疗痔疮药、治疗曲张的药物、毛细血管稳定剂	30	1998—2018	20%
	A61P-009/02	非特异性心血管兴奋剂	13	2000—2017	15%
	A61P-009/08	针对多种症状的血管舒张药	12	1998—2018	8%

从时间跨度来看,治疗心血管系统疾病的药物、抗高血压药、抗心律失常药在1993年出现,治疗局部缺血或动脉粥样硬化疾病的药物在1995年出现,影响肌收缩的药剂、治疗心力衰竭的药物、血管保护药、治疗痔疮药、治疗曲张的药物、毛细血管稳定剂、针对多种症状的血管舒张药在1997年、1998年出现。

从技术热点来看,血管保护药、治疗痔疮药、治疗曲张的药物、毛细血管稳定剂近3年申请量占比20%,表明该技术领域相对自身发展较快,此外抗高血压药、非特异性心血管兴奋剂也有较快发展。

从医药成分来看,心血管疾病含硒药物专利涉及包括硒在内的多种成分,其中无机有效成分主要为无机硒及化合物,锌及其化合物,铝、钙、镁及其化合物,铁及其化合物等,有机有效成分主要为生育酚(维生素E)、抗坏血酸(维生素C)、α-氨基酸、与杂环系统邻位或迫位稠合的嘧啶、钴胺类有机有效成分、异咯嗪(核黄素、维生素B2)等(表8.2)。

表8.2　心血管疾病含硒专利医药成分

分类	有效成分	治疗心血管系统疾病的药物	治疗局部缺血或动脉粥样硬化疾病的药物	抗高血压药	影响肌收缩的药剂、治疗心力衰竭的药物	抗心律失常药	血管保护药、治疗痔疮药、治疗曲张的药物、毛细血管稳定剂	非特异性心血管兴奋剂	针对多种症状的血管舒张药
无机有效成分	无机硒及化合物	70	76	36	11	5	5	3	3
	锌及其化合物	34	40	19	4	3	3	1	3
	铝、钙、镁及其化合物	30	27	20	3	1	3	1	1
	铁及其化合物	23	18	15	4		3		
	铜及其化合物	22	22	15	3	2	2	1	3
	锰及其化合物	20	17	11	2	1		1	1
有机有效成分	生育酚(维生素E)	47	38	19	8	3	5	1	1
	抗坏血酸(维生素C)	38	28	17	6	1	4	1	1
	α-氨基酸	29	24	13	1	1	2	1	2
	与杂环系统邻位或迫位稠合的嘧啶	34	18	16	5	2	4		1
	钴胺类有机有效成分	28	16	12	3	1	2	1	2
	异咯嗪(核黄素、维生素B2)	29	19	14	4	2	4	1	2
	直接与环相连的氧原子的酮类	30	19	11	3	2	3	1	1
	吡哆醇	25	18	11	1		2	1	2
	硫胺(维生素B1)	27	15	12	2	2	4	1	1

续表

分类	有效成分	治疗心血管系统疾病的药物	治疗局部缺血或动脉粥样硬化疾病的药物	抗高血压药	影响肌收缩的药剂、治疗心力衰竭的药物	抗心律失常药	血管保护药、治疗痔疮药、治疗曲张的药物、毛细血管稳定剂	非特异性心血管兴奋剂	针对多种症状的血管舒张药
有机有效成分	硫、硒或碲的化合物	25	18	6	1		1		1
	烟酸及其衍生物	22	17	13	2	3	3		
	含酸、酐、卤化物或其盐类	18	14	7	4	1	1	1	

8.3 主要国家/地区分布

全球心血管疾病含硒技术专利(基于优先权专利)数量前10位国家/地区分布如图8.3所示。开展心血管疾病含硒技术专利研发的国家/地区主要有中国、美国、加拿大、日本、韩国、欧洲专利局、澳大利亚、法国、巴西、英国。从同族专利受理数量来看,这些国家/地区也是相关专利受理数量最多的国家/地区。其中,中国优先权专利数量275件,领先其他国家/地区。

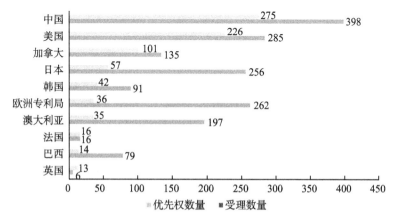

图8.3 心血管疾病含硒技术专利的国家/地区分布

　　中国、美国、加拿大等主要国家/地区心血管疾病含硒技术专利的发展态势如图8.4所示。美国较早开始申请心血管疾病含硒技术专利,并在1998—2008年快速发展,2009年后专利申请数量呈现下降趋势。中国心血管疾病含硒技术专利申请数量在2005年之前较少,从2005年开始出现增长,并从2014年开始呈现快速增长趋势。加拿大在2004—2015年专利申请数量增长,但近年来专利数量出现下滑。

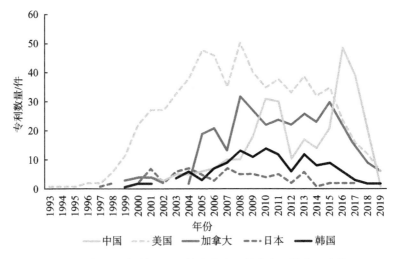

图8.4　主要国家/地区心血管疾病含硒技术专利的发展态势

8.4　专利权人分布和技术布局

　　全球心血管疾病含硒技术主要专利权人如表8.3所示,各专利权人的专利数量不少于5件。其中包括中国的4家机构(苏州知微堂生物科技有限公司①、南通蛇类治疗研究所、北京世纪博康医药科技有限公司、攀枝花兴辰钒钛有限公司)。

---

①该公司41件专利都为无效专利。

表8.3　心血管疾病含硒技术主要专利权人及其专利数量

排名	专利权人	国家	专利数量/件	申请年份	占全部专利比例
1	苏州知微堂生物科技有限公司	中国	41	2009—2011	0
1	Sirtris制药公司	美国	10	2005—2015	0
2	南通蛇类治疗研究所	中国	6	2015—2018	50%
3	北京世纪博康医药科技有限公司	中国	5	2008—2008	0
4	攀枝花兴辰钒钛有限公司	中国	5	2010—2010	0
5	日本血清化学研究所	日本	5	1998—2003	0

全球心血管疾病含硒技术主要专利权人的技术布局如表8.4所示。Sirtris制药公司关注治疗心血管系统疾病的药物、治疗局部缺血或动脉粥样硬化疾病的药物、抗高血压药。北京世纪博康医药科技有限公司关注治疗心血管系统疾病的药物。日本血清化学研究所关注治疗心血管系统疾病的药物、治疗局部缺血或动脉粥样硬化疾病的药物。攀枝花兴辰钒钛有限公司专利的治疗药物组合物中含有硒,关注抗高血压药等。

表8.4　心血管疾病含硒技术主要专利权人的技术布局

专利权人	治疗心血管系统疾病的药物	治疗局部缺血或动脉粥样硬化疾病的药物	抗高血压药	影响肌收缩的药剂、治疗心力衰竭的药物	抗心律失常药	血管保护药、治疗痔疮药、治疗曲张的药物、毛细血管稳定剂	非特异性心血管兴奋剂	针对多种症状的血管舒张药
苏州知微堂生物科技有限公司	14	22	7	3	7	3	2	
Sirtris制药公司	10	9	7	4	4	2	1	1
南通蛇类治疗研究所	2	2	2		1	1		
北京世纪博康医药科技有限公司	5							
攀枝花兴辰钒钛有限公司	1		2	1		1		
日本血清化学研究所	3	3						

8.5 主要专利权人核心专利分析

通过综合考虑被引频次、技术保护范围等信息以及对标题和摘要信息的判读,筛选出主要专利权人的多件核心专利,如表8.5所示。

纽迪希亚公司拥有2件核心专利,涉及包含DHA等的营养药物、使用核糖和叶酸盐的营养组合物,可用于治疗心血管疾病,其中营养组合物中包含硒等矿物质。

人类基因组科学公司拥有1件核心专利,涉及白蛋白融合蛋白,在测试清蛋白融合蛋白是否支持交感神经元细胞活力时,使用的培养液中含有亚硒酸钠。

Sirtris制药公司拥有6件核心专利,涉及sirtuin活化化合物、咪唑(2,1-b)噻唑衍生物、N-苯基苯甲酰胺衍生物、苯并咪唑衍生物、喹啉衍生物、苯并噻唑和噻唑并吡啶衍生物的组合物等,可用于治疗心血管疾病。硒作为多种营养物质中的一种,参与心血管疾病的治疗。

表8.5　心血管疾病含硒技术主要专利权人的核心专利

专利权人	专利号	专利名称	被引频次
纽迪希亚公司	EP1800675-A1等	Composition useful for treating, e. g. dementia comprises lipid fraction of docosahexaneoic acid, docosapentaenoic acid and eicosapentaenoic acid; protein fraction of cysteine and taurine; and mineral fraction of manganese and molybdene	111
纽迪希亚公司	WO200185178-A1等	Use of a combination of ribose and folate in nutritional composition for the treatment of e. g. trauma, surgery and subfertility	68
Sirtris制药公司	WO2007008548-A等	Use of sirtuin activating compound e. g. resveratrol for treating obesity, insulin resistance disorder or hypothermia or enhancing motor performance or muscle endurance	64

专利权人	专利号	专利名称	被引频次
Sirtris 制药公司	WO2007019344-A1 等	New imidazo (2,1-b) thiazole derivatives used for treating e.g. disease or disorder associated with cell death or aging in a subject such as stroke, cardiovascular disease, arthritis, high blood pressure, and Alzheimer's disease	57
Sirtris 制药公司	WO2006094236-A1 等	Use of N-phenyl benzamide derivatives for promoting survival of eukaryotic cell and treating disease e.g. stroke, cardiovascular disease, arthritis and neurodegenerative disorder	43
Sirtris 制药公司	WO2007019416-A1 等	Use of benzimidazole derivatives or heterocyclic compounds for promoting survival of eukaryotic cells and for treating aging-related disease e.g. stroke, cardiovascular disease, and arthritis	30
Sirtris 制药公司	WO2006094237-A2 等	New quinoline derivatives active as sirtuin modulators useful e.g. to treat and prevent cell death or aging associated diseases or disorders, insulin resistance, diabetes and neurodegenerative disorders	30
人类基因组科学公司	WO200179258-A1 等	Albumin fusion proteins comprising a therapeutic protein and albumin, useful in the treating metastatic renal cell carcinoma, metastatic melanoma, malignant melanoma, renal cell carcinoma, HIV (human immuno-deficiency virus) or infection	28
Sirtris 制药公司	WO2007019346-A1 等	Composition useful in the treatment of e.g. disease or disorder associated with cell death or aging such as stroke, arthritis, high blood pressure, and Alzheimer's disease comprises benzothiazole and thiazolopyridine derivatives	25

8.6　主要专利权人的专利保护和合作策略

全球心血管疾病含硒技术主要专利权人的专利保护区域分布如表8.6所示。国外主要机构对PCT专利全球申请非常重视,而中国机构主要关注国内市场。雀巢公司、纽迪希亚公司、雅培制药公司等国外主要机构在中国有专利布局。

表8.6　心血管疾病含硒技术主要专利权人的专利保护区域分布

专利权人	中国	WO	美国	欧洲专利局	日本	澳大利亚	加拿大	韩国	墨西哥	巴西
苏州知微堂生物科技有限公司	41									
Sirtris制药公司	7	10	6	9	9	9	8	1	1	1
南通蛇类治疗研究所	6									
北京世纪博康医药科技有限公司	5	3								
攀枝花兴辰钒钛有限公司	5	1								
日本血清化学研究所		4	3	3	5	3	1			

心血管疾病含硒技术主要专利权人的合作关系如图8.5所示。主要专利权人之间并未开展合作。

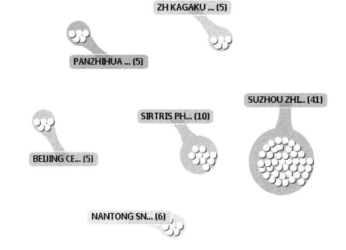

图8.5　心血管疾病含硒技术主要专利权人的合作关系

8.7　2017—2018年新技术动向

2017—2018年,心血管疾病含硒技术新出现的主要条目如表8.7所示。具体来说,成分来源包括水果、蔬菜、谷种、小麦等,制作方法出现了植物乳杆菌混合发酵,并出现了硒在含茶提取物的β-葡聚糖胶体、5[2羟基3(异丙胺基)丙氧基]苯并呋喃类衍生物、源头型抗糖化配方中的应用。

表8.7　心血管疾病含硒技术专利最新进展

技术领域	IPC分类小组	涉及技术	申请年份
从水果或蔬菜制备产品	A23L-019/00	对痔疮具有疗效的组合物及其应用,组合物中含有硒	2017
		用于心脏病患者的特殊医学用途配方食品,其中复合矿物质含亚硒酸钠	2018
		有机硒营养片及其制备方法,选用富硒大米和富硒大枣保证了有机硒营养片的硒含量	2017
		供心脑血管病患者食用的含短肽食品,含富硒酵母	2017
从谷种、小麦、糠麸或废糖蜜中提取食用蛋白质	A23J-001/12	从富硒谷物与富硒野油菜中提取的硒蛋白,使各种含硒代蛋氨酸与硒代半胱氨酸的硒蛋白质生物效应相互配合	2018
		含有硒蛋白的保健食品及其制备方法	2018
锌及其化合物	A61K-008/27	细胞营养液的制备及使用方法,结合小分子水细胞液促进细胞对硒元素的吸收,有效治疗风湿性关节疾病	2018
		天然有机微量元素浓缩液及其生产方法,含硒	2017
植物乳杆菌	C12R-001/25	降血压珍珠李果醋及其加工方法,采用菌种混合发酵,提高发酵液中硒的含量	2017
		降血压珍珠李酒及其加工方法,采用菌种混合发酵,提高发酵液中硒的含量	2017
葡聚糖及其衍生物	C08L-005/02	含茶提取物的β-葡聚糖胶体,茶选自富含硒的茶	2018
被氧原子取代的基的杂环化合物	C07D-307/80	5[2羟基3(异丙胺基)丙氧基]苯并呋喃类衍生物,用于制备治疗血管平滑肌痉挛性疾病药物,含有硒酸盐	2017
在位置1和2有杂原子的五元环	C07D-339/04	消除98%糖化反应链发生源的源头型抗糖化配方,自由基清除剂制作中加入微量元素硒	2017

8.8　本章小结

全球心血管疾病含硒技术专利申请数量整体呈现增长态势,但2012—2019年发展平缓,专利申请数量在60件左右波动,发明人数量呈现下降趋势。美国较早开始申请心血管硒治疗专利,并在1998—2008年快速发展,但2009年后专利申请数量呈现下降趋势。中国心血管疾病含硒技术专利申请数量从2005年开始增长,并从2014年开始呈现快速增长趋势。

中国机构较多关注治疗心血管系统疾病的药物、抗高血压药等。欧美机构较多关注治疗心血管系统疾病的药物、治疗局部缺血或动脉粥样硬化疾病的药物、抗高血压药等。欧美机构主要核心技术涉及将硒作为矿物质添加到治疗心血管疾病的营养物中。中国近年来出现了一批新技术,涉及水果、蔬菜、谷种、小麦等成分来源,并出现了硒在含茶提取物的β-葡聚糖胶体、5[2羟基3(异丙胺基)丙氧基]苯并呋喃类衍生物、源头型抗糖化配方中的应用。

第9章 抗感染含硒技术专利分析

9.1 全球专利发展趋势

抗感染含硒技术专利(基于优先权专利)数量为649件,其发展态势如图9.1所示。总体来看,抗感染含硒技术专利申请数量呈现增长态势,发展具体可分为三个阶段:1990—1997年是抗感染含硒技术专利的起步萌芽期,专利申请数量较少;1998—2011年是抗感染含硒技术专利的高速增长期,全球对相关技术研发和专利申请更为积极,专利申请数量持续增加;2012—2019年是抗感染含硒治疗技术专利的平缓发展期。其中,中国的苏州知微堂生物科技有限公司在2009—2011年申请较多专利(2009年11件,2010年12件,2011年13件),但都处于无效状态。

近年来,抗感染含硒技术不断发展,大量的新发明人持续加入这一研发领域,推动该领域的发展。抗感染含硒技术发明人的发展态势如图9.2所示。总体来看,发明人数量呈现上升趋势,特别是1999年后发明人数量呈现直线上升趋势。发明人的发展主要分成三个阶段:1990—1998年,发明人数量较少,每年新增的发明人数量也较少,研发力量还较为薄弱;1999—2011年,发明人数量呈现高速增长趋势,每年都有大量的新发明人进入研发领域;2012—2019年,发明人数量呈现缓慢下降趋势。

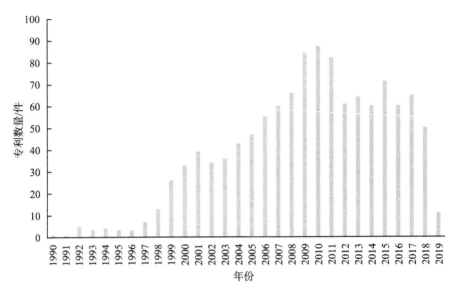

图9.1 抗感染含硒技术专利的发展态势

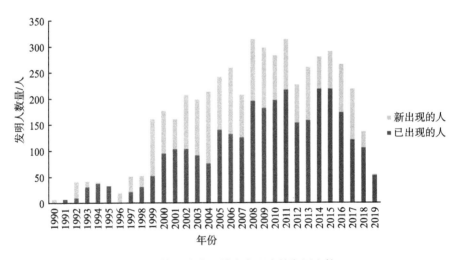

图9.2 抗感染含硒技术发明人的发展态势

9.2 专利技术分布状况

根据IPC分类法,结合抗感染含硒技术的特点,对抗感染含硒技术专利涉及的技术领域开展分析,结果如表9.1所示。抗感染含硒技术主要为药物,包括抗细菌药、抗感染药、抗病毒剂、抗真菌剂、用于HIV的抗病毒剂、用于流行性感冒或鼻病毒的抗病毒剂、用于RNA病毒的抗病毒剂、用于DNA病毒的抗病毒剂、用于疱疹病毒的抗病毒剂、局部抗菌剂、用于结核病的抗细菌药等,涉及专利646件。此外,抗感染含硒技术的医疗设备专利52件,检测技术专利0件。

表9.1　抗感染含硒技术专利涉及的技术领域

IPC分类小组	技术领域	申请数量/件	年份	近3年申请量占比(热点)
A61P-031/04	抗细菌药	227	1997—2019	21%
A61P-031/00	抗感染药	201	1990—2019	14%
A61P-031/12	抗病毒剂	151	1990—2019	14%
A61P-031/10	抗真菌剂	87	1998—2019	28%
A61P-031/18	用于HIV的抗病毒剂	87	1990—2019	18%
A61P-031/16	用于流行性感冒或鼻病毒的抗病毒剂	60	1997—2018	12%
A61P-031/14	用于RNA病毒的抗病毒剂	59	1993—2019	31%
A61P-031/20	用于DNA病毒的抗病毒剂	53	2000—2018	13%
A61P-031/22	用于疱疹病毒的抗病毒剂	36	1998—2018	14%
A61P-031/02	局部抗菌剂	33	1998—2019	33%
A61P-031/06	用于结核病的抗细菌药	24	2000—2018	13%

从时间跨度来看,抗感染药、抗病毒剂、用于HIV的抗病毒剂在1990年最早出现,用于RNA病毒的抗病毒剂在1993年出现,抗细菌药、用于流行性感冒或鼻病毒的抗病毒剂、抗真菌剂等在1997年及以后出现。

从技术热点来看,局部抗菌剂、用于RNA病毒的抗病毒剂、抗真菌剂近3年申请量占比28%以上,这表明该技术领域相对自身发展较快,此外,抗细菌药、用于HIV的抗病毒剂也有较快发展。

　　从医药成分来看,抗感染含硒药物专利涉及包括硒在内的多种成分,其中无机有效成分主要为无机硒及化合物、锌及其化合物、铜及其化合物等,有机有效成分主要为生育酚(维生素E)、α-氨基酸、抗坏血酸(维生素C)、碳水化合物、糖及其衍生物等(表9.2)。

表9.2　抗感染含硒专利医药成分

分类	有效成分	抗细菌药	抗感染药	抗病毒剂	抗真菌剂	用于HIV的抗病毒剂	用于流行性感冒或鼻病毒的抗病毒剂	用于RNA病毒的抗病毒剂	用于DNA病毒的抗病毒剂	用于疱疹病毒的抗病毒剂	局部抗菌剂	用于结核病的抗细菌药
无机有效成分	无机硒及化合物	49	44	37	25	20	18	12	9	8	10	2
	锌及其化合物	25	22	15	18	8	6	1	2	4	3	3
	铜及其化合物	16	15	11	14	4	6	1	1	1	3	1
	铝、钙、镁及其化合物	15	12	6	8	6	3	1		2	1	1
	铁及其化合物	19	9	10	6	6	4	1	2	2	1	1
	锰及其化合物	12	12	7	5	4	4	1	1	1	1	1
	银及其化合物	12	7	7	5		1				3	
有机有效成分	生育酚(维生素E)	15	10	10	4	6	6	4	2	4		1
	α-氨基酸	14	10	14	5	4	4	1	5	2	2	2
	抗坏血酸(维生素C)	14	11	9	5	7	8	1	1	3	1	2
	碳水化合物、糖及其衍生物	13	10	11	6	3	1	2	1	2		2
	硫、硒或碲的化合物	9	10	8	2	2	1	1	3			
	羧酸	11	7	9	10	3	1	1	1	2	2	2
	直接与环相连的氧原子的酮类	10	5	8	5	7	1	1	2	1	2	2
	多糖类及其衍生物	7	12	6	2	4	3	2	4	2	1	
	有糖基和有氧杂原子的杂环的化合物	16	10	4	14	2	2	2	1	3		3

续表

分类	有效成分	抗细菌药	抗感染药	抗病毒剂	抗真菌剂	用于HIV的抗病毒剂	用于流行性感冒或鼻病毒的抗病毒剂	用于RNA病毒的抗病毒剂	用于DNA病毒的抗病毒剂	用于疱疹病毒的抗病毒剂	局部抗菌剂	用于结核病的抗细菌药
有机有效成分	含另外杂环的非稠合哌嗪	15	7	6	10	2	3	1	1	1		3
	羟基化合物	9	6	7	7	1	2	1		2	4	2
	与杂环系统邻位或迫位稠合的嘧啶	14	5	6	4	8	2	3	2	4		4
	含氨基的羧酸	10	7	7	3	2	5	4	2	3		1
	异咯嗪(核黄素、维生素B2)	7	2	5	2	5	2	1	1	2	1	2
	含大麻酚、乙胺太林等杂环化合物	12	3	4	4	2	1	1		3		4
	视黄醇化合物	7	5	4	1	3	1		2	1		

9.3 主要国家/地区分布

全球抗感染含硒技术专利(基于优先权专利)数量前10位国家/地区分布如图9.3所示。开展抗感染含硒技术研发的国家/地区主要有中国、美国、加拿大、欧洲专利局、韩国、澳大利亚、日本、英国、德国、巴西。从同族专利受理数量来看,这些国家/地区也是相关专利受理数量最多的国家/地区。其中,中国优先权专利数量258件,领先其他国家/地区。

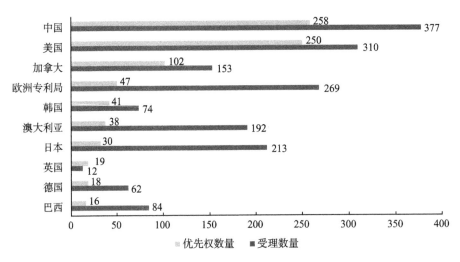

图9.3 抗感染含硒技术专利的国家/地区分布

中国、美国、加拿大等主要国家/地区抗感染含硒技术专利的发展态势如图9.4所示。美国较早开始申请含硒医药技术专利,并在1998—2010年快速发展,但2011年后专利申请数量呈现下降趋势。中国抗感染含硒技术专利申请数量在2005年之前较少,从2005年开始呈现快速增长趋势。加拿大在2004—2015年专利申请数量快速增长,但从2016年开始呈现下降趋势。

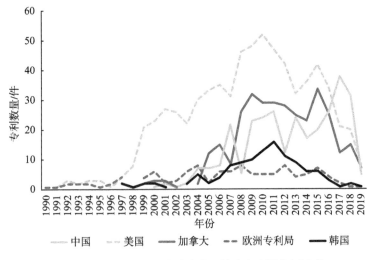

图9.4 主要国家/地区抗感染含硒技术专利的发展态势

9.4 主要专利权人分布和技术布局

全球抗感染含硒技术主要专利权人如表9.3所示,各专利权人的专利数量不少于4件。其中包括中国的5家机构(苏州知微堂生物科技有限公司、郑州后羿制药有限公司、广州市妇女儿童医疗中心、南通蛇类治疗研究所、青岛农业大学)。

表9.3 抗感染含硒技术主要专利权人及其专利数量

排名	专利权人	国家	专利数量/件	申请年份	占全部专利比例
1	苏州知微堂生物科技有限公司	中国	36	2009—2011	0
2	雀巢公司	瑞士	10	2000—2017	10%
3	郑州后羿制药有限公司	中国	8	2013—2013	0
4	广州市妇女儿童医疗中心	中国	6	2018—2018	100%
5	南通蛇类治疗研究所	中国	6	2014—2017	33%
6	纽迪希亚公司	荷兰	5	2000—2015	0
7	加利福尼亚大学	美国	5	2002—2018	60%
8	雅培制药公司	美国	4	1999—2015	0
9	印度科学与工业研究理事会	印度	4	2002—2014	0
10	人类基因组科学公司	美国	4	2000—2017	25%
11	Immunolight公司	美国	4	2008—2019	50%
12	杜克大学	美国	4	2006—2019	50%
13	北卡罗来纳大学	美国	4	2001—2013	0
14	青岛农业大学	中国	4	2012—2012	0
15	Your Energy Systems公司	美国	4	2001—2018	25%

全球抗感染含硒技术主要专利权人的技术布局如表9.4所示。雀巢公司关注抗细菌药、抗感染药。广州市妇女儿童医疗中心关注用于流行性感冒或鼻病毒的抗病毒剂、用于RNA病毒的抗病毒剂。南通蛇类治疗研究所关注局部抗菌剂、抗细菌药。纽迪希亚公司、雅培制药公司关注抗感染药。加利福尼亚大学关注抗细菌药、抗感染药。

表9.4　抗感染含硒技术主要专利权人的技术布局

专利权人	抗细菌药	抗感染药	抗病毒剂	抗真菌剂	用于HIV的抗病毒剂	用于流行性感冒或鼻病毒的抗病毒剂	用于RNA病毒的抗病毒剂	用于DNA病毒的抗病毒剂	用于疱疹病毒的抗病毒剂	局部抗菌剂	用于结核病的抗细菌药
苏州知微堂生物科技有限公司	14	9	1	1	1	5	6	4	2		4
雀巢公司	9	7	1			1				1	
郑州后羿制药有限公司			3			1	3	4	1		
广州市妇女儿童医疗中心						3	3				
南通蛇类治疗研究所	2									3	1
纽迪希亚公司	1	3			1						1
加利福尼亚大学	3	2	1								
雅培制药公司	1	3			1						
印度科学与工业研究理事会	2	2	3	2							2
人类基因组科学公司		4	4		4	4	4	4	4		
Immunolight公司	3	2	2	2	1						
杜克大学	3	1	2	2	2						
北卡罗来纳大学	2	3	2	1			1				
青岛农业大学							4				
Your Energy Systems公司		1	1			1	1	1			

9.5　主要专利权人核心专利分析

通过综合考虑被引频次、技术保护范围等信息以及对标题和摘要信息的判读,筛选出主要专利权人的多件核心专利,如表9.5所示。

纽迪希亚公司拥有3件核心专利,涉及包含脂质部分的营养药物、使用核糖和叶酸盐的营养组合物、多不饱和脂肪酸的制备,这些营养组合物中添加了硒等矿物质。

雀巢公司拥有1件核心专利,涉及用于预防机会性感染的组合物,将硒作为补充剂。

印度科学与工业研究理事会拥有1件核心专利,涉及提高生物利用度/生物功效活性的枯茗植物及其提取物和提取物的精馏产物。

北卡罗来纳大学拥有1件核心专利,涉及包含一氧化氮供体和治疗剂的药物组合物,可用于治疗或预防微生物感染和伤口,以及用于增强伤口愈合。其成分含有硒催化剂。

表9.5 抗感染含硒技术主要专利权人的核心专利

专利权人	专利号	专利名称	被引频次
纽迪希亚公司	EP1800675-A1等	Composition useful for treating, e.g. dementia comprises lipid fraction of docosahexaneoic acid, docosapentaenoic acid and eicosapentaenoic acid; protein fraction of cysteine and taurine; and mineral fraction of manganese and molybdene	111
纽迪希亚公司	WO200185178-A1等	Use of a combination of ribose and folate in nutritional composition for the treatment of e.g. trauma, surgery and subfertility	68
加利福尼亚大学	WO2004024090-A2等	New composition comprising a conformational epitope of a protofibrillar aggregate, useful for preventing or treating a disease or condition characterized by the presence of amyloid deposits, e.g. Alzheimer's disease	43
杜克大学、Immunolight公司	WO2010123993-A1等	Modifying target structure e. g. cell, which mediates/is associated with biological activity, comprises placing nanoparticle in vicinity of target structure in subject and applying initiation energy from initiation energy source to subject	38

续表

专利权人	专利号	专利名称	被引频次
杜克大学、Immunolight公司	WO2009114567-A1等	Producing change in medium disposed in artificial container involves placing in vicinity of medium of plasmonics agent and energy modulation agent / activatable agent, and applying initiation energy from energy source to medium	33
纽迪希亚公司	WO2005122790-A1等	Use of polyunsaturated fatty acids for manufacturing compositions comprising eicosapentaenoic acid, docosahexaenoic acid, arachidonic acid and oligosaccharides having mannose unit homology, used for stimulating intestinal barrier integrity	31
雀巢公司	EP2072052-A1等	Composition useful for preventing opportunistic infections e. g. urinary tract infection in immune-compromised individuals comprises a probiotic Bifidobacterium and a fucosylated oligosaccharide e. g. 2′-fucosyllactose	29
人类基因组科学公司	WO200179258-A1等	Albumin fusion proteins comprising a therapeutic protein and albumin, useful in the treating metastatic renal cell carcinoma, metastatic melanoma, malignant melanoma, renal cell carcinoma, HIV (human immunodeficiency virus) or infection	28
印度科学与工业研究理事会	WO2003075685-A2等	Composition useful as bioavailability enhancer comprising extract and / or bioactive fraction from Cuminum species, at least one additive, and optionally piperine or extract / fraction of piper nigrum or piper longum	25
北卡罗来纳大学	WO2009049208-A1等	New pharmaceutical composition comprises nitric oxide donors and therapeutic agents, useful for treating or preventing microbial infections and wounds and for enhancing wound healing	23

9.6　主要专利权人的专利保护和合作策略

全球抗感染含硒技术主要专利权人的专利保护区域分布如表9.6所示。国外主要机构对PCT专利全球申请非常重视;中国机构主要关注国内市场,对国外专利布局尚未足够重视。雀巢公司、纽迪希亚公司、雅培制药公司、印度科学与工业研究理事会等国外主要机构重视专利全球布局,并都在中国有专利布局。

表9.6　抗感染含硒技术主要专利权人的专利保护区域分布

专利权人	中国	WO	美国	欧洲专利局	日本	澳大利亚	加拿大	印度	巴西	墨西哥
苏州知微堂生物科技有限公司	36									
雀巢公司	10	10	9	10	4	10	9	5	8	10
郑州后羿制药有限公司	8									
广州市妇女儿童医疗中心	6									
南通蛇类治疗研究所	6									
纽迪希亚公司	5	5	5	5	2	2	1	3	4	1
加利福尼亚大学	1	4	3	3	2	2	1	1	1	
雅培制药公司	2	3	3	3	2	1	3	1	1	2
印度科学与工业研究理事会	3	4	3	4	3	3		2		
人类基因组科学公司		4	2	4	4	4	2			
Immunolight公司	1	4	2	4	3		2	2		
杜克大学	1	4	3	3	3		2	2		
北卡罗来纳大学	1	3	3	2	1	2	1			
青岛农业大学	4									
Your Energy Systems公司		3	3	3	1		1			

抗感染含硒技术主要专利权人的合作关系如图9.5所示。主要专利权人之间的合作较少,仅Immunolight公司和杜克大学开展合作。

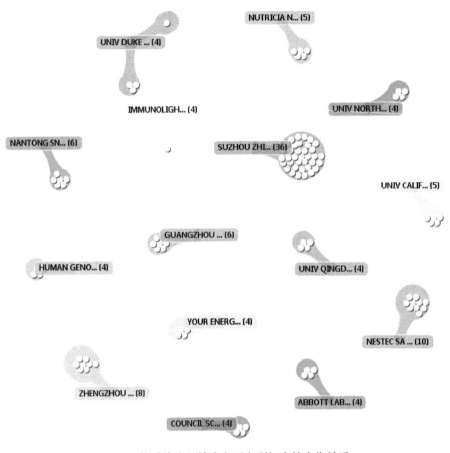

图9.5　抗感染含硒技术主要专利权人的合作关系

9.7　2017—2018年新技术动向

2017—2018年,抗感染含硒技术新出现的主要条目如表9.7所示。具体来说,成分来源涉及原料回收或精制香精油、蛇、刺胞动物多足类,并出现了硒在阴道疾病、放射室消毒剂中的应用。

表9.7　抗感染含硒技术专利最新进展

技术领域	IPC分类小组	涉及技术	申请年份
从原料回收或精制香精油	C11B-009/02	通城虎挥发油在制备防治癌症和/抑菌产品中的应用	2018
		尤力克柠檬花挥发油提取物及成分的检测方法和其用途	2017
用于阴道疾病的药物	A61P-015/02	妇科凝胶剂及其制备方法	2018
		微生态妇科洗液及其制备方法,含硒酸钠	2017
蛇	A61K-035/583	天然植物纳米银系蛇胆祛痘霜,含富硒灵芝纳米粉	2017
		针对男性抗菌、消炎、延时的药物组合物	2017
乙烯吡咯烷酮的聚合物	A61K-031/79	用于放射室的消毒剂及其制备方法,原料含富硒茶叶	2017
刺胞动物	A61K-035/614	营养肠道菌群预防和/或治疗过敏性疾病的矿物类中药和无机盐复合制剂,涉及氧化硒	2018
多足类	A61K-035/648	蜈蚣药酒及其制备方法,含植物活性硒	2018

9.8　本章小结

全球抗感染含硒技术专利申请数量整体呈现增长态势,但2012—2019年发展平缓,发明人数量呈现缓慢下降趋势。美国较早开始申请含硒医药技术专利,并在1998—2010年快速发展,但2011年后专利申请数量呈现下降趋势。中国心血管疾病硒治疗专利从2005年开始增长,并从2016年开始呈现快速增长趋势。

中国机构较多关注流行性感冒或鼻病毒的抗病毒剂、用于RNA病毒的抗病毒剂、局部抗菌剂、抗细菌药等。欧美机构较多关注抗细菌药、抗感染药。欧美机构主要核心技术涉及将硒作为矿物质添加到治疗抗感染疾病的营养物中,以及含有硒催化剂的治疗微生物感染的组合物。中国近年来出现了一批新技术,涉及精制香精油、蛇、多足类等成分来源,并出现了硒在阴道疾病、放射室消毒剂中的应用。

第10章　免疫性疾病含硒技术专利分析

10.1　全球专利发展趋势

全球免疫性疾病含硒技术专利(基于优先权专利)数量为635件,其发展态势如图10.1所示。总体来看,免疫性疾病含硒技术专利申请数量呈现增长态势。免疫性疾病含硒技术专利发展可分为两个阶段:1990—1997年是免疫性疾病含硒技术专利的起步萌芽期,专利申请数量较少;1998—2019年是免疫性疾病含硒技术专利的增长期,全球对相关技术研发和专利申请更为积极,每年申请数量达到60件左右。

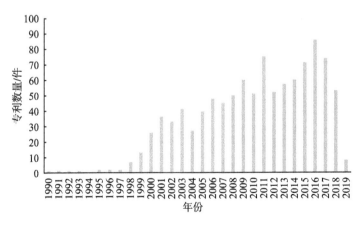

图10.1　免疫性疾病含硒技术专利的发展态势

近年来,免疫性疾病含硒技术不断发展,大量的新发明人持续加入这一研发领域,推动该领域的发展。免疫性疾病含硒技术发明人的发展态势如图10.2所示。总体来看,总发明人数量呈现上升趋势;特别是1998年后,发明人数量呈现直线上升趋势。发明人的发展主要分成两个阶段:1992—1997年,发明人数量较少,每年新增的发明人数量也较少,研发力量还较为薄弱;1998—2019年,发明人数量呈现高速增长趋势,但自2017年以来发明人数量呈现下降趋势。

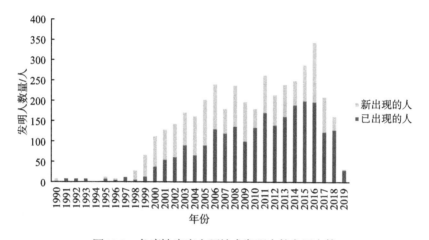

图10.2　免疫性疾病含硒技术发明人的发展态势

10.2　专利技术分布状况

根据IPC分类,结合免疫性疾病含硒技术的特点,对免疫性疾病含硒技术专利涉及的技术领域开展分析,结果如表10.1所示。免疫性疾病含硒技术主要为药物,包括免疫兴奋剂、免疫调节剂、治疗免疫或过敏性疾病的药物、抗过敏剂、免疫抑制剂(如用于移植排斥的药物)等,涉及专利635件。此外,免疫性疾病治疗技术的医疗设备专利15件,检测技术专利1件(涉及加利福尼亚大学发明的测量抗氧化剂水平的试剂可用于测量生物样品中的硒含量)。

表10.1　免疫性疾病含硒技术专利涉及的技术领域

IPC分类小组	技术领域	申请数量/件	年份	近3年申请量占比（热点）
A61P-037/04	免疫兴奋剂	311	1990—2018	26%
A61P-037/02	免疫调节剂	157	1998—2019	15%
A61P-037/00	治疗免疫或过敏性疾病的药物	138	1990—2019	10%
A61P-037/08	抗过敏剂	104	1998—2019	17%
A61P-037/06	免疫抑制剂	89	1995—2019	26%

从时间跨度来看，免疫兴奋剂、治疗免疫或过敏性疾病的药物在1990年出现，免疫抑制剂在1995年出现，免疫调节剂、抗过敏剂在1998年出现。

从技术热点来看，免疫兴奋剂、免疫抑制剂近3年申请量占比26%，这表明该技术领域相对自身发展较快，此外抗过敏剂也有较快发展。

从医药成分来看，免疫性疾病含硒药物专利涉及包括硒在内的多种成分，其中无机有效成分主要为无机硒及化合物，锌及其化合物，铝、钙、镁及其化合物，铜及其化合物等，有机有效成分主要为生育酚（维生素E）、抗坏血酸（维生素C）、α-氨基酸、多糖类及其衍生物、异咯嗪（核黄素、维生素B2）、钴胺类有机有效成分、直接与环相连的氧原子的酮类、视黄醇化合物等（表10.2）。

表10.2　免疫性疾病含硒专利医药成分

分类	有效成分	免疫兴奋剂	免疫调节剂	治疗免疫或过敏性疾病的药物	抗过敏剂	免疫抑制剂
无机有效成分	无机硒及化合物	102	40	37	22	7
	锌及其化合物	45	15	17	15	8
	铝、钙、镁及其化合物	34	12	13	12	5
	铜及其化合物	27	10	8	10	5
	铁及其化合物	30	6	8	7	4
	锰及其化合物	24	8	11	6	4
有机有效成分	生育酚（维生素E）	41	13	11	11	5
	抗坏血酸（维生素C）	39	10	15	13	4
	α-氨基酸	33	13	11	8	2
	多糖类及其衍生物	30	9	7	6	2

续表

分类	有效成分	免疫兴奋剂	免疫调节剂	治疗免疫或过敏性疾病的药物	抗过敏剂	免疫抑制剂
有机有效成分	异咯嗪(核黄素、维生素B2)	22	7	7	3	4
	钴胺类有机有效成分	22	7	7	3	4
	直接与环相连的氧原子的酮类	15	7	6	11	6
	视黄醇化合物	20	5	6	6	3
	与杂环系统邻位或迫位稠合的嘧啶	20	4	10	4	5
	吡哆醇	20	7	6	4	5
	硫胺(维生素B1)	20	6	5	2	5
	氨基酸	16	7	6	5	3
	大麻酚、乙胺太林等杂环化合物	14	4	9	7	5

10.3　主要国家/地区分布

全球免疫性疾病含硒技术专利(基于优先权专利)数量前10位国家/地区分布如图4.3所示。开展免疫性疾病含硒技术专利研发的国家/地区主要有中国、美国、加拿大、欧洲专利局、日本、澳大利亚、韩国、俄罗斯、德国、巴西。从同族专利受理数量来看,这些国家/地区也是相关专利受理数量最多的国家/地区。其中,中国优先权专利数量330件,领先其他国家/地区。

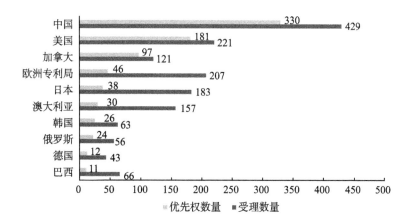

图10.3　免疫性疾病含硒技术专利的国家/地区分布

　　中国、美国、加拿大等主要国家/地区免疫性疾病含硒技术专利的发展态势如图10.4所示。美国较早开始申请含硒医药技术专利，并在1998—2011年快速发展，但2012年后专利申请数量呈现下降趋势。中国免疫性疾病含硒技术专利申请数量在2005年之前较少，从2005年开始增长，并从2013年开始呈现快速增长趋势。加拿大在2004—2015年专利申请数量呈现增长趋势，从2016年开始专利数量出现下滑。

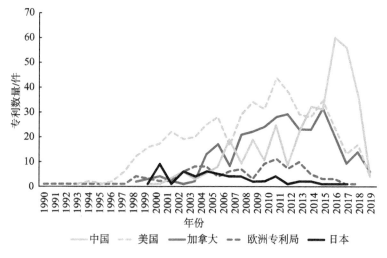

图10.4　主要国家/地区免疫性疾病含硒技术专利的发展态势

10.4　主要专利权人分布和技术布局

　　全球免疫性疾病含硒技术主要专利权人如表10.3所示，各专利权人的专利数量不少于4件。其中包括中国的3家机构（苏州知微堂生物科技有限公司、深圳福山生物科技有限公司、安徽大学），美国3家机构（Immuno-medics公司、加利福尼亚大学、人类基因组科学公司）。

表10.3 免疫性疾病含硒技术主要专利权人及其专利数量

排名	专利权人	国家	专利数量/件	申请年份	占全部专利比例
1	苏州知微堂生物科技有限公司	中国	15	2009—2011	0
2	雀巢公司	瑞士	10	2000—2016	0
3	Immunomedics公司	美国	9	1999—2015	0
4	纽迪希亚公司	荷兰	9	2000—2015	0
5	Almirall公司	西班牙	5	2010—2016	0
6	加利福尼亚大学	美国	5	2002—2018	40%
7	人类基因组科学公司	美国	4	2000—2017	25%
8	深圳福山生物科技有限公司	中国	4	2014—2017	25%
9	安徽大学	中国	4	2002—2009	0

全球免疫性疾病含硒技术主要专利权人的技术布局如表10.4所示。雀巢公司关注治疗免疫或过敏性疾病的药物、免疫调节剂。Immunomedics公司关注免疫调节剂和免疫抑制剂。纽迪希亚公司和加利福尼亚大学关注免疫兴奋剂。Almirall公司和人类基因组科学公司关注免疫调节剂、治疗免疫或过敏性疾病的药物、抗过敏剂、免疫抑制剂。中国深圳福山生物科技有限公司和安徽大学关注免疫调节剂。

表10.4 免疫性疾病含硒技术主要专利权人的技术布局

专利权人	免疫兴奋剂	免疫调节剂	治疗免疫或过敏性疾病的药物	抗过敏剂	免疫抑制剂
苏州知微堂生物科技有限公司	2	6		7	
雀巢公司	3	4	6	3	
Immunomedics公司		2	7		7
纽迪希亚公司	5	3	3	2	
Almirall公司		3	4	3	4
加利福尼亚大学	3	1			1
人类基因组科学公司	4	4	4	4	4
深圳福山生物科技有限公司	1	3			
安徽大学	1	3			

10.5 主要专利权人核心专利分析

通过综合考虑被引频次、技术保护范围等信息以及对标题和摘要信息的判读,筛选出主要专利权人的多件核心专利,如表10.5所示。

雀巢公司拥有3件核心专利,涉及增强婴儿免疫系统的肠内配方核糖核苷酸、用于预防机会性感染的组合物、预防/减少食物过敏的低聚糖混合物,这些成分中添加了硒等矿物质。

Immunomedics公司拥有2件核心专利,涉及融合蛋白,可用于六价DNL复合物,用于通过诱导细胞凋亡来预防和治疗疾病;涉及P2PDOX-肽或ADC缀合物,用于治疗多种疾病,如自身免疫疾病。

纽迪希亚公司拥有4件核心专利,涉及包含脂质部分的营养药物、使用核糖和叶酸盐的营养组合物、多不饱和脂肪酸的制备、用于刺激或增强免疫系统的新型制剂,这些营养组合物中添加了硒等矿物质。

人类基因组科学公司拥有1件核心专利,涉及白蛋白融合蛋白,在测试清蛋白融合蛋白是否支持交感神经元细胞活力时,使用的培养液中含有亚硒酸钠。

表10.5 免疫性疾病含硒技术主要专利权人的核心专利

专利权人	专利号	专利名称	被引频次
纽迪希亚公司	EP1800675-A1等	Composition useful for treating, e. g. dementia comprises lipid fraction of docosahexaneoic acid, docosapentaenoic acid and eicosapentaenoic acid; protein fraction of cysteine and taurine; and mineral fraction of manganese and molybdene	111
纽迪希亚公司	WO200185178-A1等	Use of a combination of ribose and folate in nutritional composition for the treatment of e. g. trauma, surgery and subfertility	68

专利权人	专利号	专利名称	被引频次
雀巢公司	WO200239834-A1等	Composition useful in the treatment of immune conditions comprises protein, carbohydrate, fat, probiotic lactic acid bacterium, fructo-oligosaccharide and / or inulin sources	37
纽迪希亚公司	WO200247703-A2等	Novel preparation for stimulating or enhancing an immune system, comprises agents that stimulate T-lymphocytes in vivo for treating cancer	34
纽迪希亚公司	WO2005122790-A1等	Use of polyunsaturated fatty acids for manufacturing compositions comprising eicosapentaenoic acid, docosahexaenoic acid, arachidonic acid and oligosaccharides having mannose unit homology, used for stimulating intestinal barrier integrity	31
雀巢公司	EP2072052-A1等	Composition useful for preventing opportunistic infections e.g. urinary tract infection in immune-compromised individuals comprises a probiotic Bifidobacterium and a fucosylated oligosaccharide e.g. 2'-fucosyllactose	29
人类基因组科学公司	WO200179258-A1等	Albumin fusion proteins comprising a therapeutic protein and albumin, useful in the treating metastatic renal cell carcinoma, metastatic melanoma, malignant melanoma, renal cell carcinoma, HIV (human immunodeficiency virus) or infection	28
雀巢公司	EP2454948-A1等	Oligosaccharide mixture, useful as food product for preventing / reducing food allergies, comprises at least one acetyl-N-lactosamine, at least one sialylated oligosaccharide, and at least one fucosylated oligosaccharide	26

续表

专利权人	专利号	专利名称	被引频次
Immunomedics公司	US2011256053-A1等	New fusion protein used for killing cluster of differentiation CD20 and / or CD22 cells, comprises immunoglobulin G antibody attached to anchor domain moiety sequence from N-terminus of A-kinase anchor protein	24
Immunomedics公司	US2014219956-A1等	Conjugate useful for treating cancer and a disease selected from autoimmune disease, immune system dysfunction and infectious disease, comprises pro-2-pyrrolinodoxorubicin, and an antibody, antigen-binding antibody fragment	12

10.6　主要专利权人的专利保护和合作策略

全球免疫性疾病含硒技术主要专利权人的专利保护区域分布如表10.6所示。国外主要机构对PCT专利全球申请非常重视;中国机构主要关注国内市场,对国外专利布局尚未足够重视。雀巢公司、纽迪希亚公司、Almirall公司等国外主要机构重视专利全球布局,在中国申请专利。

表10.6　免疫性疾病含硒技术主要专利权人的专利保护区域分布

专利权人	中国	WO	美国	欧洲专利局	日本	澳大利亚	加拿大	印度	墨西哥	巴西
苏州知微堂生物科技有限公司	15									
雀巢公司	10	10	9	10	3	10	9	7	10	8
Immunomedics公司	1	4	8	4	2	4	4	1		
纽迪希亚公司	4	6	5	7	2	3	1	3	1	3
Almirall公司	3	4	3	4	3	3	3	3	3	3
加利福尼亚大学	2	5	4	3	3	1	2	1		1
人类基因组科学公司		4	2	4	4	4	2			

续表

专利权人	中国	WO	美国	欧洲专利局	日本	澳大利亚	加拿大	印度	墨西哥	巴西
深圳福山生物科技有限公司	4	1								
安徽大学	4									

免疫性疾病含硒技术主要专利权人的合作关系如图10.5所示。主要专利权人之间并未开展合作。

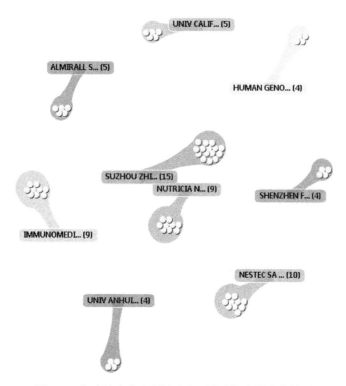

图10.5　免疫性疾病含硒技术主要专利权人的合作关系

10.7　2017—2018年新技术动向

2017—2018年,免疫性疾病含硒技术新出现的主要条目如表10.7所示。

具体来说,成分来源包括木兰纲、块茎或类似的含淀粉根茎作物,并出现了硒蛋白的提取和制备方法。

表10.7 免疫性疾病含硒技术专利最新进展

技术领域	IPC分类小组	涉及技术	申请年份
植物蛋白	A23L-033/185	糖尿病全营养配方食品,复合矿物质包含硒	2017
		含有硒蛋白的保健食品及其制备方法,使各种含硒代蛋氨酸与硒代半胱氨酸的硒蛋白质生物效应相互配合	2018
		从富硒谷物和富硒野油菜中提取的硒蛋白及其制备方法	2018
		针对免疫调控能力相关基因个体化配方食品及其制备方法,硒选用硒化卡拉胶	2017
		特殊医学用途全营养配方食品及其制备方法,含亚硒酸钠	2018
含木兰纲(Magnoliopsida)的医药成分	A61K-008/9789	含高纯度鼠李糖脂的基础水剂及其应用,其中饮用级别矿泉水含硒	2017
		细胞营养液的制备及使用方法	2018
		抗敏保湿修复精华液,含破壁富硒酵母粉	2017
		具有修复受损皮脂膜、舒缓皮肤过敏的绿豆发酵液及其制备方法	2017
块茎或类似的含淀粉根茎作物	A23L-019/10	用于减轻癌症放化疗毒副作用的组合物及其制备方法,包含富硒谷物制成的有机硒	2018
		对痔疮具有疗效的组合物及其应用,利于改善健康和提高身体免疫力	2017
		针对免疫调控能力相关基因个体化配方食品及其制备方法,硒选用硒化卡拉胶	2017
卤素及其化合物	A61K-008/20	能促进皮肤吸收的矿物质水,含有机硒	2019
		天然有机微量元素浓缩液及其生产方法	2017
		硒镁护身搓背盐	2107
硅酸镁	A61K-033/12	离子还原矿物质水,含二氧化硒	2017
硅酸镁		营养肠道菌群预防和/或治疗过敏性疾病的矿物类中药和无机盐复合制剂	2018
核酸或其衍生物	A23L-033/13	延缓衰老的营养组合物及应用,含硒	2017
		果胶组合物,含硒盐	2017

10.8　本章小结

全球免疫性疾病含硒技术专利申请数量整体呈现增长态势,但2017—2019 年发明人数量呈现下降趋势。美国较早开始申请免疫性疾病含硒治疗专利,并在1998—2011 年快速发展,但2012 年后专利申请数量呈现下降趋势。中国免疫性疾病含硒技术专利申请数量从2005 年开始增长,并从2013 年开始呈现快速增长的趋势。

中国机构较多关注免疫调节剂。欧美机构较多关注治疗免疫或过敏性疾病的药物、免疫兴奋剂、免疫调节剂。欧美机构主要核心技术涉及将硒作为矿物质添加到治疗免疫性疾病的营养物中,以及硒在融合蛋白中的应用。中国近年来出现了一批新技术,涉及木兰纲、块茎或类似的含淀粉根茎作物等成分来源,并出现了硒蛋白的提取和制备方法。

第11章　总结与建议

本书以全球含硒医药技术的相关专利为研究对象,重点围绕硒在代谢性疾病、神经系统疾病、抗肿瘤、消化系统疾病、心血管疾病、抗感染、免疫性疾病等医药领域的应用,基于专利分析方法,梳理各环节的发展态势、技术布局和发展动向,挖掘主要机构的技术趋势、研发重心、专利保护和研发合作,研究含硒医药技术的发展趋势和机遇挑战。通过开展相关分析,从专利角度得到以下主要结论。

(1)全球含硒医药技术专利申请数量总体上呈现增长态势,中国已超过美国,成为推动专利增长的重要力量。1990—1996年是专利起步萌芽期,申请数量较少;1997—2009年,随着美国等主要国家申请较多专利,带动全球专利迅速增长,从年均150件增长至年均800件以上的水平;2010—2019年,美国等主要国家专利申请数量下降,中国专利申请数量快速上升,成为推动全球含硒医药技术专利发展的重要力量。

(2)含硒医药技术专利绝大多数为医药相关专利,占比为92.5%,而医疗、检测专利的占比分别为10.8%和1.6%。全球含硒医药技术专利主要涉及代谢性疾病治疗、神经系统疾病治疗、抗肿瘤、消化系统疾病治疗、心血管疾病治疗、抗感染、免疫性疾病治疗等。其中,代谢性疾病治疗含硒技术专利达到1747件,神经系统疾病治疗含硒技术专利、抗肿瘤治疗含硒技术专利分别为1229件和1161件。

(3)国外主要机构的含硒技术专利布局各有侧重。雅培制药公司、加利福尼亚大学、西门子公司、Immunomedics公司等国外主要机构关注抗肿瘤的药物,雀巢公司关注治疗代谢性疾病的药物和治疗消化系统疾病的药物,纽迪希亚公司关注治疗神经系统的药物、治疗代谢性疾病的药物,其核心专利较多涉及将硒作为矿物质的一种加入疾病治疗组合物中。在心血管疾病治疗含硒技术方面,国外机构的专利布局还较少。

(4)国内机构较多关注抗肿瘤含硒治疗、代谢性疾病含硒治疗。南通蛇类治疗研究所、暨南大学、深圳福山生物科技有限公司等国内机构在抗肿瘤方面都有较多专利布局。北京冠五洲生物科学研究院、苏州知微堂生物科技有限公司、北京利千秋科技发展有限公司、劲膳美生物科技股份有限公司等主要机构虽然专利较多,但大多为无效专利,并未在我国含硒医药技术形成良好的布局。

(5)近年来,我国出现了一些新的含硒治疗技术,成分来源涉及来自真菌、软体动物、睡莲科等,产品形式涉及含植物或其部分的糖果、加调味配料制备酒、有机硒营养片,并出现了二氢杨梅素硒化合物、苯并呋喃类衍生物、苯并咔唑类化合物等应用。

(6)中国多数机构尚未足够重视国外专利保护。国外主要机构重视专利全球布局,并都在中国有专利布局,而我国机构的全球专利布局较窄、力度较弱。同时,我国多数机构并未重视专利全球布局。

基于上述专利分析,我们提出以下建议。

(1)利用好我国丰富的硒资源,推动硒资源与中医药发展的结合。关注硒和维生素、矿物质等营养物质的组合,从药食同用的角度,开发特色的茶叶、酒、糖果等富硒营养品,发展含硒医药技术。

(2)推动骨干企业创新,鼓励中小企业发展,营造产业集聚效应。推动骨干企业建立起完善的生产、加工、研发、市场流通及基础研究体系,带动含硒医药技术创新。鼓励建立一批具有自主技术、创新能力的中小企业,形成全产业链覆盖、实力雄厚的地区产业群,提升市场竞争力及风险承受力。

(3)抓住专利布局空白,加快国内心血管、抗肿瘤、代谢性疾病等市场的专利战略布局。国内竞争对手积极申请专利,但在技术布局上仍存在缺陷和空白点;国外竞争很多专利因各种原因失效。湖北省恩施土家族苗族自治州应抓住机会,通过合理利用国内外专利布局薄弱领域、汲取有价值的失效专利、加大技术研发引进等途径,在国内市场尽快进行专利布局。

(4)有效衔接科研院所研究成果,引导多学科协同攻关研究。联合科研院所、高校、地方政府搭建政产学研用的平台,加大投入推动含硒产品合作研发和创新,推进科研成果的转移转化。

参考文献

［1］Stadtman T C. Selenoproteins—Tracing the role of a trace element in protein function［J］. PLoS Biology, 2005, 3（12）: e421.

［2］Brown K M, Arthur J R. Selenium, selenoproteins and human health: A review［J］. Public Health Nutrition, 2001, 4（2b）: 593-599.

［3］Mousa R, Notis Dardashti R, Metanis N. Selenium and selenocysteine in protein chemistry［J］. Angewandte Chemie International Edition, 2017, 56（50）: 15818-15827.

［4］Kieliszek M, Błażejak S. Current knowledge on the importance of selenium in food for living organisms: A review［J］. Molecules, 2016, 21（5）: 609.

［5］Rayman M P. The importance of selenium to human health［J］. The Lancet, 2000, 356（9225）: 233-241.

［6］Tinggi U. Selenium: Its role as antioxidant in human health［J］. Environmental Health and Preventive Medicine, 2008, 13（2）: 102.

［7］Jablonska E, Vinceti M. Selenium and human health: Witnessing a Copernican revolution?［J］. Journal of Environmental Science and Health-Part C, 2015, 33（3）: 328-368.

［8］Schweizer U, Dehina N, Schomburg L. Disorders of selenium metabolism and selenoprotein function［J］. Current Opinion in Pediatrics, 2011, 23（4）: 429-435.

［9］袁丽君, 袁林喜, 尹雪斌, 等. 硒的生理功能, 摄入现状与对策研究进展［J］. 生物

技术进展, 2016, 6(6): 396-405.

[10] Arnér E S J. Focus on mammalian thioredoxin reductases—important seleno-proteins with versatile functions [J]. Biochimica et Biophysica Acta (BBA)-General Subjects, 2009, 1790(6): 495-526.

[11] Kasaikina M V, Hatfield D L, Gladyshev V N. Understanding selenoprotein function and regulation through the use of rodent models [J]. Biochimica et Biophysica Acta (BBA)-Molecular Cell Research, 2012, 1823(9): 1633-1642.

[12] Sunde RA. Selenium[M]// Bowman B, Russel R. Present Knowledge in Nutrition. 8th ed. Washington DC: ILSI Press, 2001: 361.

[13] Rayman MP, ThompsonAJ, Bekaert B, et al. Randomised controlled trial of the effect of selenium supplementation on thyroid function in the elderly in the United Kingdom [J]. The American Journal of Clinical Nutrition, 2008, 87: 370-378.

[14] Elsom R, Sanderson P, Hesketh JE, et al. Functional markers of selenium status: UK Food Standards Agency Workshop Report[J]. British Journal of Nutrition, 2006, 96: 980-984.

[15] Duffield AJ, Thomson CD, Hill KE, et al. An estimation of selenium requirements for New Zealanders [J]. The American Journal of Clinical Nutrition, 1999, 70: 896-903.

[16] Alfthan G, Aro A, Arvilommi H, et al. Selenium metabolism and platelet gluta-thione peroxidase activity in healthy Finnish men: Effects of selenium yeast, selenite, and selenate[J]. The American Journal of Clinical Nutrition, 1991, 53: 120-125.

[17] MacFarquhar J K, Broussard D L, Melstrom P, et al. Acute selenium toxicity associated with a dietary supplement[J]. Archives of Internal Medicine, 2010, 170(3): 256-261.

[18] 杨光圻, 顾履珍. 微量元素硒的人体需要量和安全摄入量范围[J]. 生理科学进展, 1992(2):184-186.

[19]杨光圻, 周瑞华, 荫士安, 等. 我国人民硒需要量的研究: 一、生理需要量、最低需要量和最低供给量标准[J]. 卫生研究, 1985(5):26-30.

[20]杨光圻, 荫士安, 顾履珍, 等. 硒的人体最大安全摄入量研究: 六、硒的最高界限摄入量和最大安全摄入量[J]. 卫生研究, 1990(5):25-29.

[21]夏弈明, Hill K E , 李平, 等. 中国成人硒需要量研究[J]. 营养学报, 2011, 33 (2): 109-113.

[22]Otten J J, Hellwig J P, Meyers L D. Dietary Reference Intakes: The Essential Guide to Nutrient Requirements[M]. National Academies Press, 2006.

[23]Duffield A J, Thomson C D, Hill K E, et al. An estimation of selenium requirements for New Zealanders[J]. The American Journal of Clinical Nutrition, 1999, 70(5): 896-903.

[24]EFSA Panel on Dietetic Products, Nutrition and Allergies (NDA). Scientific Opinion on Dietary Reference Values for Selenium[R/OL]. (2014-10-10) [2019-10-11] https://doi.org/10.2903/j.efsa.2014.3846.

[25]Thomson C D. Selenium and iodine intakes and status in New Zealand and Australia[J]. British Journal of Nutrition, 2004, 91(5): 661-672.

[26]Thomson C D. Australian and New Zealand nutrient reference values for iodine[R]. Wellington, New Zealand: Ministry of Health, 2002.

[27]Ministry of Agriculture, Fisheries and Food. Food Surveillance Information Sheet, No. 126. Dietary Intake of Selenium [R]. London: Joint Food Safety, 1997.

[28]Mehdi Y, Hornick J L, Istasse L, et al. Selenium in the environment, metabolism and involvement in body functions[J]. Molecules, 2013, 18(3): 3292-3311.

[29]Fairweather-Tait S J, Collings R, Hurst R. Selenium bioavailability: current knowledge and future research requirements [J]. The American Journal of Clinical Nutrition, 2010, 91(5): 1484S-1491S.

[30]Spears J W, Weiss W P. Role of antioxidants and trace elements in health and immunity of transition dairy cows [J]. The Veterinary Journal, 2008, 176(1):

70-76.

[31] Weekley C M, Aitken J B, Vogt S, et al. Metabolism of selenite in human lung cancer cells: X-ray absorption and fluorescence studies [J]. Journal of the American Chemical Society, 2011, 133(45): 18272-18279.

[32] Ganther H E. Reduction of the selenotrisulfide derivative of glutathione to a persulfide analog by gluthathione reductase [J]. Biochemistry, 1971, 10 (22): 4089-4098.

[33] Nickel A, Kottra G, Schmidt G, et al. Characteristics of transport of selenoamino acids by epithelial amino acid transporters [J]. Chemico-Biological Interactions, 2009, 177(3): 234-241.

[34] Suzuki K T, Ogra Y. Metabolic pathway for selenium in the body: Speciation by HPLC-ICP MS with enriched Se[J]. Food Additives & Contaminants, 2002, 19(10): 974-983.

[35] Rayman M P. Food-chain selenium and human health: emphasis on intake [J]. British Journal of Nutrition, 2008, 100(2): 254-268.

[36] Lee J I, Nian H, Cooper A J L, et al. α-Keto acid metabolites of naturally occurring organoselenium compounds as inhibitors of histone deacetylase in human prostate cancer cells [J]. Cancer prevention research, 2009, 2 (7): 683-693.

[37] Dong Y, Lisk D, Block E, et al. Characterization of the biological activity of γ-glutamyl-Se-methylselenocysteine: A novel, naturally occurring anticancer agent from garlic[J]. Cancer Research, 2001, 61(7): 2923-2928.

[38] Balasundram N, Sundram K, Samman S. Phenolic compounds in plants and agri-industrial by-products: Antioxidant activity, occurrence, and potential uses [J]. Food Chemistry, 2006, 99(1): 191-203.

[39] Roman M, Jitaru P, Barbante C. Selenium biochemistry and its role for human health[J]. Metallomics, 2014, 6(1): 25-54.

[40] 吴正奇, 刘建林. 硒的生理保健功能和富硒食品的相关标准[J]. 中国食物与营

养, 2005(5): 43-46.

[41] Bjelakovic G, Nikolova D, Simonetti R G, et al. Antioxidant supplements for preventing gastrointestinal cancers [J]. Cochrane Database of Systematic Reviews, 2008(3): CD004183.

[42] Azeem S, Gillani S W, Siddiqui A, et al. Diet and colorectal cancer risk in Asia: A systematic review [J]. Asian Pacific Journal of Cancer Prevention, 2015, 16 (13): 5389-5396.

[43] Hughes D J, Fedirko V, Jenab M, et al. Selenium status is associated with colorectal cancer risk in the European prospective investigation of cancer and nutrition cohort [J]. International Journal of Cancer, 2015, 136(5): 1149-1161.

[44] Yang H, Li Y, Fang J, et al. Effect of vitamin E and selenium deficiency on esophageal tumorigenesis and its oxidative stress mechanism [J]. Journal of Hygiene Research, 2013, 42(1): 23-30.

[45] Jemal A, Bray F, Center MM, et al. Global cancer statistics [J]. CA: A Cancer Journal for Clinicians, 2011, 61: 69-90.

[46] Moustafa M E, Carlson B A, Anver M R, et al. Selenium and selenoprotein deficiencies induce widespread pyogranuloma formation in mice, while high levels of dietary selenium decrease liver tumor size driven by TGFα [J]. PLoS One, 2013, 8(2): e57389.

[47] Yu M W, Horng I S, Hsu K H, et al. Plasma selenium levels and risk of hepato-cellular carcinoma among men with chronic hepatitis virus infection [J]. American Journal of Epidemiology, 1999, 150(4): 367-374.

[48] Steinbrenner H, Sies H. Selenium homeostasis and antioxidant selenoproteins in brain: Implications for disorders in the central nervous system [J]. Archives of Biochemistry and Biophysics, 2013, 536(2): 152-157.

[49] Renko K, Werner M, Renner-Müller I, et al. Hepatic selenoprotein P (SePP) expression restores selenium transport and prevents infertility and motor-incoordination in SePP-knockout mice [J]. Biochemical Journal, 2008, 409(3):

741-749.

[50] Butterfield D A, Perluigi M, Sultana R. Oxidative stress in Alzheimer's disease brain: New insights from redox proteomics [J]. European Journal of Pharma-cology, 2006, 545(1): 39-50.

[51] Rueli R H L H, Parubrub A C, Dewing A S T, et al. Increased selenoprotein P in choroid plexus and cerebrospinal fluid in Alzheimer's disease brain [J]. Journal of Alzheimer's Disease, 2015, 44(2): 379-383.

[52] Du X, Li H, Wang Z, et al. Selenoprotein P and selenoprotein M block Zn^{2+}-mediated $A\beta_{42}$ aggregation and toxicity [J]. Metallomics, 2013, 5(7): 861-870.

[53] Halliday G M, Ophof A, Broe M, et al. α-Synuclein redistributes to neuro-melanin lipid in the substantia nigra early in Parkinson's disease [J]. Brain, 2005, 128(11): 2654-2664.

[54] Bellinger F P, Raman A V, Rueli R H, et al. Changes in selenoprotein P in sub-stantia nigra and putamen in Parkinson's disease [J]. Journal of Parkinson's Disease, 2012, 2(2): 115-126.

[55] Bellinger F P, Bellinger M T, Seale L A, et al. Glutathione Peroxidase 4 is asso-ciated with Neuromelanin in Substantia Nigra and Dystrophic Axons in Putamen of Parkinson's brain [J]. Molecular Neurodegeneration, 2011, 6(1): 8.

[56] Steinbrenner H, Speckmann B, Pinto A, et al. High selenium intake and increased diabetes risk: Experimental evidence for interplay between selenium and carbohydrate metabolism [J]. Journal of Clinical Biochemistry and Nutrition, 2010, 48(1): 40-45.

[57] Fomenko D E, Koc A, Agisheva N, et al. Thiol peroxidases mediate specific genome-wide regulation of gene expression in response to hydrogen peroxide [J]. Proceedings of the National Academy of Sciences, 2011, 108(7): 2729-2734.

[58] Hoffmann F K W, Hashimoto A C, Shafer L A, et al. Dietary selenium modulates activation and differentiation of $CD4^+$ T cells in mice through a

mechanism involving cellular free thiols[J]. Journal of nutrition, 2010, 140(6): 1155-1161.

[59] Østerud B, Bjørklid E. Role of monocytes in atherogenesis [J]. Physiological Reviews, 2003, 83(4): 1069-1112.

[60] Smith W L, DeWitt D L, Allen M L. Bimodal distribution of the prostaglandin I₂ synthase antigen in smooth muscle cells [J]. Journal of Biological Chemistry, 1983, 258(9): 5922-5926.

[61] Gandhi U H, Kaushal N, Ravindra K C, et al. Selenoprotein-dependent up-regulation of hematopoietic prostaglandin D₂ synthase in macrophages is mediated through the activation of peroxisome proliferator-activated receptor (PPAR)γ[J]. Journal of Biological Chemistry, 2011, 286(31): 27471-27482.

[62] Pan T, Liu T, Tan S, et al. Lower selenoprotein T expression and immune response in the immune organs of broilers with exudative diathesis due to selenium deficiency [J]. Biological Trace Element Research, 2018, 182 (2): 364-372.

[63] Lacka K, Szeliga A. Significance of selenium in thyroid physiology and pathology [J]. Polski Merkuriusz Lekarski: Organ Polskiego Towarzystwa Lekarskiego, 2015, 38(228): 348-353.

[64] 高楠, 陈维佳. 微量元素硒与人类健康最新研究进展[J]. 沈阳医学院学报, 2003, 5(4): 259-261.

[65] 王爱国, 夏涛, 褚启龙, 等. 硒对氟致人肝细胞脂质过氧化、DNA损伤及凋亡的影响[J]. 环境与职业医学, 2004, 21(3): 205-207.

[66] Flores-Mateo G, Navas-Acien A, Pastor-Barriuso R, et al. Selenium and coronary heart disease: A meta-analysis [J]. The American Journal of Clinical Nutrition, 2006, 84(4): 762-773.

[67] May S W, Pollock S H. Selenium-based antihypertensives[J]. Drugs, 1998, 56(6): 959-964.

[68] Parnham M J, Sies H. The early research and development of ebselen [J].

Biochemical Pharmacology, 2013, 86（9）: 1248-1253.

［69］Grange R L, Ziogas J, Angus J A, et al. Selenofonsartan analogues: Novel selenium-containing antihypertensive compounds［J］. Tetrahedron Letters, 2007, 48（36）: 6301-6303.

［70］Cao S, Durrani F A, Rustum Y M. Selective modulation of the therapeutic efficacy of anticancer drugs by selenium containing compounds against human tumor xenografts［J］. Clinical Cancer Research, 2004, 10（7）: 2561-2569.

［71］Wallenberg M, Misra S, Wasik A M, et al. Selenium induces a multi-targeted cell death process in addition to ROS formation［J］. Journal of Cellular and Molecular Medicine, 2014, 18（4）: 671-684.

［72］Baines A, Taylor-Parker M, Renaud A C C, et al. Selenomethionine inhibits growth and suppresses cyclooxygenase-2（COX-2）protein expression in human colon cancer cell lines［J］. Cancer Biology & Therapy, 2002, 1（4）: 369-373.

［73］Chintala S, Tóth K, Cao S, et al. Se-methylselenocysteine sensitizes hypoxic tumor cells to irinotecan by targeting hypoxia-inducible factor 1α［J］. Cancer Chemotherapy and Pharmacology, 2010, 66（5）: 899-911.

［74］Zeng H, Combs G F. Selenium as an anticancer nutrient: roles in cell proliferation and tumor cell invasion［J］. Journal of Nutritional Biochemistry, 2008, 19（1）: 1-7.

［75］Drake E N. Cancer chemoprevention: selenium as a prooxidant, not an anti-oxidant［J］. Medical Hypotheses, 2006, 67（2）: 318-322.

［76］Li G, Lee H J, Wang Z, et al. Superior in vivo inhibitory efficacy of methylseleninic acid against human prostate cancer over selenomethionine or selenite［J］. Carcinogenesis, 2008, 29（5）: 1005-1012.

［77］Plano D, Baquedano Y, Ibáñez E, et al. Antioxidant-prooxidant properties of a new organoselenium compound library［J］. Molecules, 2010, 15（10）: 7292-7312.

［78］Ghose A, Fleming J, El-Bayoumy K, et al. Enhanced sensitivity of human oral carcinomas to induction of apoptosis by selenium compounds: Involvement of mitogen-activated protein kinase and Fas pathways [J]. Cancer Research, 2001, 61(20): 7479-7487.

[79]Fernandes A P, Gandin V. Selenium compounds as therapeutic agents incancer[J]. Biochimica et Biophysica Acta (BBA)-General Subjects, 2015, 1850(8): 1642-1660.

[80]Rafferty T S, Walker C, Hunter J A A, et al. Inhibition of ultraviolet B radiation-induced interleukin 10 expression in murine keratinocytes by selenium compounds[J]. British Journal of Dermatology, 2002, 146(3): 485-489.

[81]王怡瑞, 肖军军, 董晓敏, 等. 新型有机硒化合物双硒唑烷-1的动物体内免疫调节作用[J]. 北京大学学报(医学版), 2006, 38(6): 634-639.

[82]Xi L, Yi L, Jun W, et al. The effect of the selenomorpholine derivatives on the growth of Staphylococcus aureus studied by microcalorimetry[J]. Thermochimica Acta, 2001, 375(1-2): 109-113.

[83]Xi L, Yi L, Jun W, et al. Microcalorimetric study of Staphylococcus aureus growth affected by selenium compounds[J]. Thermochimica Acta, 2002, 387(1): 57-61.

[84]Wójtowicz H, Kloc K, Maliszewska I, et al. Azaanalogues of ebselen as antimicrobial and antiviral agents: Synthesis and properties [J]. Il Farmaco, 2004, 59(11): 863-868.

[85]Piętka-Ottlik M, Wójtowicz-Młochowska H, Kołodziejczyk K, et al. New orga-noselenium compounds active against pathogenic bacteria, fungi and viruses[J]. Chemical and Pharmaceutical Bulletin, 2008, 56(10): 1423-1427.

[86]Garud D R, Garud D D, Koketsu M. Synthesis of selenium-containing bicyclic β-lactams via alkene metathesis [J]. Organic & Biomolecular Chemistry, 2009, 7(12): 2591-2598.

[87]孙青仝, 姜远英, 吴秋业, 等. 2-取代噻唑基苯并异硒唑-3(2H)-酮衍生物的合成及抗真菌活性[J]. 中国医药工业杂志, 2004, 35(12): 709-711.

[88]Ghisleni G, Porciuncula L O, Cimarosti H, et al. Diphenyl diselenide protects rat

hippocampal slices submitted to oxygen-glucose deprivation and diminishes inducible nitric oxide synthase immunocontent[J]. Brain Research, 2003, 986(1/2): 196-199.

[89] Moretto M B, Funchal C, Zeni G, et al. Organoselenium compounds prevent hyperphosphorylation of cytoskeletal proteins induced by the neurotoxic agent diphenyl ditelluride in cerebral cortex of young rats[J]. Toxicology, 2005, 210(2/3): 213-222.

[90] Corcoran N M, Hovens C M, Michael M, et al. Open-label, phase I dose-escalation study of sodium selenate, a novel activator of PP2A, in patients with castration-resistant prostate cancer[J]. British Journal of Cancer, 2010, 103(4): 462.

[91] Corcoran N M, Martin D, Hutter-Paier B, et al. Sodium selenate specifically activates PP2A phosphatase, dephosphorylates tau and reverses memory deficits in an Alzheimer's disease model[J]. Journal of Clinical Neuroscience, 2010, 17(8): 1025-1033.